訪問
看護師
という生き方

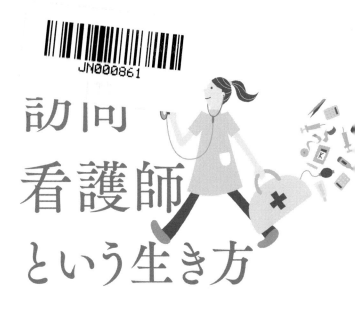

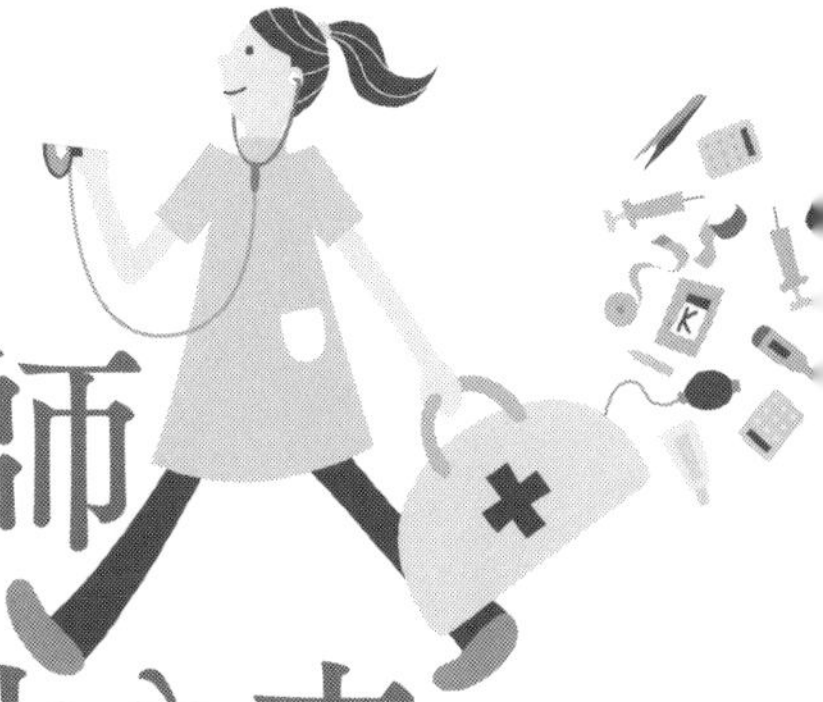

森元陽子

幻冬舎MC

はじめに

「訪問看護師」の需要は年々増加しています。訪問看護師とはご存知の通り、病院やクリニックに勤務するのではなく、患者の自宅や介護施設などに出向いて医療サービスを提供する看護師のことです。

訪問看護師が多く求められる背景には、高齢化の影響で増え続ける医療費を抑えるために病院のベッド数を大幅に削減する、という政府の方針があります。厚生労働省が2019年に発表した「地域医療構想」では、当時全国に152万床あった病院のベッド数を2040年に向けて大きく減らしていくという目標を立てています。予定では長期入院に使われているベッドが2040年までに数十万床減る見込みです。

病床数を減らす一方で、高齢化とともに患者数は増え続ける――そんな状況に対応するため、政府は症状が安定している患者を入院治療から自宅での療養に切り替えていく方針を採っています。

そうなれば当然、病院やクリニック以外で活動する医療従事者を増やさなければなりません。2025年には約20万床分の患者が自宅や施設での療養に切り替わるとされているため、単純計算で削減されるベッド数と同数である約20万人の訪問看護師が必要になります。現在、208万人超の看護師が医療機関で働いていますが、訪問看護師の数はまだ6万8000人程度（厚生労働省「平成30年介護サービス施設・事業所調査の状況」より）に過ぎず明らかに不足しているため、訪問看護師を増やすことが国を挙げての急務となっているのです。

私は病院看護師としての勤務を経て、結婚、出産を機に一度看護現場から離れた後に復職。パートタイムの職員として、介護療養型医療施設に10年勤め、その後訪問看護師のキャリアをスタートさせました。

正直なところ、学校で看護を学んでいたときは、訪問看護師という仕事があることすら知りませんでした。しかし、訪問看護を始めてみると、看護師としての真のやりがいは訪問看護のフィールドでこそ得られるものだと実感したのです。

患者は病院で毎日24時間を通して行き届いたケアを受けることができます。しかし、患者にとってはやはり非日常、異空間なのです。医師や看護師、その他の病院スタッフや同病室の患者に対してどうしても遠慮や気遣いが出てしまいます。

一方、自宅では多くの人が自然体でいられるため、リラックスして看護が受けられます。もちろん、自宅で気が楽になった分、わがままが出てくることもありますが、そこで私は、患者に寄り添った本来の看護とは「患者が自然体で看護を受けられること」だと気づいたのです。大勢の患者を相手にするためにマニュアル通りの対応になりがちな病院とは異なり、訪問看護におけるいわゆるパーソナルケアでは、それぞれの病状、生活状況、性格や好みなどに配慮した、個人に寄り添った看護が実現できます。マンツーマンで看護をするため、患者が回復すると大きな達成感と喜びを得られるのです。また、看取りをすることもありますが、その場合も、十分な看護ができたという感謝の気持ちを込めて患者を見送ることができます。

2011年3月に起こった東日本大震災を機に、私は独立して訪問看護ステーションを開業しました。

私の故郷は岩手県です。故郷をはじめとする東北の大惨事には「心が痛む」という言葉では表現できないほど打ちのめされました。そして、微力ながらも自分が世の中にできることはなんだろうかと思案した結果の決断でした。

超高齢社会を迎えたいま、私たち看護師ができること、取り組めることは何か。看護師という専門職は今後ますます必要とされる職業となり、中でも一人ひとりの患者に寄り添うことのできる訪問看護師は、重要な役割を担うことになると確信しています。私が訪問看護師としてのキャリアをスタートさせてから22年経ちますが、訪問看護師は看護師本来の仕事を全うできる職種であるという思いが揺らいだことは一度もありません。

本書では、皆さんにはまだ目新しいフィールドである訪問看護について、私の経験をふまえて紹介しています。本書が、看護師を目指す学生さんはもちろん、すでに看護師としてのキャリアをスタートしている皆さんにとっても、「訪問看護師」という仕事の魅力について知るきっかけとなれば、著者としてこれに勝る喜びはありません。

〔改訂版〕訪問看護師という生き方　目次

［第1章］

病院のベッドが足りない！超高齢社会で在宅医療を受ける患者が激増中

2025年には5人に1人が75歳以上に

少子高齢化が加速している日本では、以前から「2025年問題」が話題になっていました。第二次世界大戦直後の1947年～1949年の第一次ベビーブームで誕生した「団塊の世代」全員が75歳以上になるのが、2025年。その時点で、日本人の3人に1人が65歳以上に、5人に1人が75歳以上になると予想されています。この数字は世界的にみても例を見ないものです。

それに対して生産人口と呼ばれる15歳～64歳の人口は、2025年には、7000万人を下回ると予想されています。高齢者が増え、少子化によって働き手が減少する。この方程式は、経済のマイナス成長を予測させ、社会保障にも悪影響を及ぼすことが必至です。

日本の高度経済成長期の年金財政は大勢の人々が高齢者一人を持ち上げる「胴上げ型」でしたが、現在は生産人口の2～3人が高齢者ひとりを持ち上げる「騎馬戦型」となり、2025年以降はひとりがひとりを持ち上げる「肩車型」になると言われています。

生産人口の〝ひとり〟が〝ひとり〟の高齢者を支える——この構図は非常に危ういもの

です。このままでいくと、高齢者の人数が生産人口を上回る可能性もあり、その際の医療保障、社会保障について現在、論議が重ねられています。

経済面でも非常に危うい日本の高齢化ですが、看護・介護についても心配がつのります。令和元年の厚生労働省の国民生活基礎調査では、在宅介護をする世帯のおよそ59・7%がいわゆる老老介護であると指摘されています。ご存知のとおり、老老介護とは、65歳以上の子供（あるいは伴侶）がさらに高齢の親（あるいは伴侶）の介護をすること。実際、私たちが訪問するご家庭でも老老介護のお宅は少なくありません。介護する側の体力面はもちろん、いつ病気になるか、あるいはいつ認知症が始まるか、そんな危惧を深める中での介護は非常に心もとないものです。介護ストレスや介護の疲れで、介護している側の体調が崩れてしまうケースもあります。令和元年時点で59・7%の老老介護は、今後も確実にそのパーセンテージを増やすものと予想されます。

超高齢化社会を迎えた日本。介護問題はもちろん、高齢者の経済問題も気になるところです。法令では65歳と定められている定年ですが、これは大企業ベースのもので、中小企業や小規模事業者では定年60歳がほとんどです。一方、年金の支給は65歳。それをさらに遅らせる70歳支給の提言も出始めています。定年を迎えて後の5～10年間の経済をどうするか、誰にとっても頭の痛いテーマです。

まだまだ働ける高齢者が社会でどんどん活躍できるようにシステムを変えることも高齢化社会を乗り切るひとつの方策かもしれません。実際、私の看護ステーションには60歳以上のスーパーキャリアのスタッフは5名います。

令和の時代は60歳以上から新しいキャリアを重ねていくことが当たり前になっていくかもしれません。そして、私の興味は、超高齢社会における訪問看護のあり方です。

慢性病患者の増加と病院のベッド数減少提案

すでに現在も訪問看護のニーズは増加していますが、2025年以降、そのフィールドは確実に広がります。

その理由はいくつかありますが、第一には、超高齢社会において、患者の分母が広がるからです。厚生労働省によると、糖尿病や高血圧などのいわゆる慢性病患者は2017年時点で1850万人でした。これは実に日本の人口の約15％に当たり、さらに疾患があるにもかかわらず受診していない人を合わせるとそれ以上の数字になります。今後も慢性病患者の多くは、入院ではなく自宅で治療を続けざるを得ない状況が続きます。

というのは、療養病床が2017年度末に廃止されたからです。2022年は新型コロナ感染症対応の緊急措置のため、一時的に病院のベッド数が増えてはいますが、感染症の流行が落ち着けばベッド数はまた減っていきます。

療養病床とは、病院の「一般病床」「精神病床」「感染症病床」「結核病床」など5病床のひとつで、長期休養を必要とする患者が対象の病床です。慢性病患者はこのカテゴライズをされることが多く、高齢化が進むとともにその需要は高まり、施設数は年々増加してきました。この療養病床が、現在、健康保険や介護保険を著しく圧迫しているのです。

この療養病床は「医療療養病床」と「介護療養病床」の2病床に分かれますが、「医療療養病床」は慢性期の病状で早期退院に向けた経過的な医療措置がなされていました。一方、「介護療養病床」は要介護1以上の認定を受けてADL（日常生活動作）や生活の質を向上することを目的とした措置が行われていました。このうち「介護病床」については、療養病床廃止に伴い、大幅な病床減少が認められています。しかし、「医療療養病床」についいては、若干ではありますが上昇しているのです。これを性急に廃止すると、入院患者はあぶれ、行き場がなくなってしまうと懸念されています。

厚生労働省の発表によると、療養病床の廃止に伴う新たな施設は、身体機能や医療重要度によって「Ⅰ型」「Ⅱ型」「医療外付け型」の3つに分類されることになります。詳しく説明しましょう。

Ⅰ型は「介護療養病床」に相当し、「容態が急変するリスクが高い人」を受け入れる方針です。法改正以前は「要介護1～5」を入所基準としていましたが、転換後は「要介護4～5」の患者を対象とします。

Ⅱ型は「介護老人保健施設」（老健）に相当し、「Ⅰ型に比して医療・介護の度合いが安定している人」を受け入れる方針です。3カ月ごとに入退所の判定を実施するため、1年単位での長期入所は難しく、別の施設に移行する可能性があります。

医療外付け型は「医療機関＋有料老人ホーム」に相当し、医療機関が特定施設入居者生活介護（特定施設）を包括する新たなタイプの介護サービスを想定しています。入居基準は「Ⅱ型」および「有料老人ホーム」と同様です。要支援1から入居基準を設けるため、Ⅱ型よりも自立度が高い人を受け入れる見通しです。

以上が現在、厚生労働省から打ち出されている基本方針です。ここまで読み進めていただくと分かる通り、2017年度中に療養施設を利用している患者のすべてが、新たな3つの施設にスムーズに移行することは、実際には難しかったようです。これまでは緩やかな中長期入院が認められていた患者すべてが、この3つのカテゴリーに収まるとは考えにくく、3つのカテゴリーに収まりきらない患者はすべて、「在宅医療や在宅介護サービスを受けながら、在宅介護（在宅看護）をする」という選択になります。

今後基本となるのは、地域単位での看護や介護

こうした背景のなか、現在、国が推進しているのが地域密着型の介護や看護サービスです。それに伴い各都道府県では、それぞれに医療計画や地域医療構想、介護保険事業計画

などが策定されはじめています。

「地域包括ケアシステム」という言葉を聞いたことはないでしょうか。

これは、高齢者が住み慣れた地域で、介護や医療、生活支援のサポートやサービスが受けられるようにする取り組みのこと。市区町村が中心となり、「住まい」「医療」「介護」「生活支援・介護予防」を包括的に体制整備していくシステムです。具体的には、高齢者や体の不自由な人、あるいは病気の方々が、住み慣れた自宅で暮らすなかで、地域の介護施設がケアサービスを行う。地域の病院が医療ケアを行い、自治体が各種のイベントや交流会を開催して生活支援をしたり、病気や介護予防の取り組みをする。そして、それらを取りまとめるのが、地域包括支援センターやケアマネージャーというイメージです。

ちなみに地域包括支援センターは、基本的に、中学校の学区にひとつ置かれており、2021年4月時点では全国に5351カ所あります。現在は過渡期ですから、まだこのシステムを知らない人も多いでしょうが、今後は身近なものになっていくと思います。ちなみに、私たち訪問看護師もこのシステムのなかで活動しています。

住み慣れた生活エリアのなかで、こうしたケアシステムが円滑に行われるようになれば、非常に安心です。今後、地域と個人を結ぶ要としての地域包括ケアシステムをより馴染み深いものとするためには、多くの方々が相談できる雰囲気作りはもちろん、地域の方々が利用しやすいよう、広く広報することも大事だと感じます。実際、地域によっては保育園や幼稚園と連携して病院や老人ホームがお祭りの開催などを通してこのシステムを啓蒙したり、介護や看護についての相談会を回覧板などで紹介しているケースもあります。

いずれにせよ、これまで国主導だった高齢者の福祉事業やサービスが、市区町村単位で実施されることで、各自治体が自由に自主的に地域づくりをしていくことが求められています。各自治体では3年ごとに介護保険事業計画の策定や実施が行われ、2025年までには各地域がそれぞれの地域包括ケアシステムを確立することが目標になっていますから、今後、エリアごとに個性溢れる魅力的なケアシステムが誕生するかもしれません。

よく「日本国内で住みたい街ランキング」が発表されますが、これからはその中に「地域包括ケアがユニークな市町村」「高齢者が安心して暮らせる市町村」というコーナーが出来る可能性もあります。各市区町村が競いあって、ユニークなシステムを創造できるようになれば、この取り組みは成功したと言っていいのではないでしょうか。間違っても地域格差が出ることがないよう、祈っています。

介護も看護も「施設から在宅へ」

地域包括ケアシステムの目玉として国が掲げている方針のひとつが「重度要介護者になっても、なるべく長く、住み慣れた地域で暮らす」ということ。それは病気にかかった人や高齢者を「病院や施設」から「在宅」へ、ケアの場を移行するということです。

今後、この傾向はますます進むうえに医療病床削減により、介護施設や医療関係ではいま以上に入所や入院ができにくくなることが予想されます。

ある統計では「病院よりも自宅で療養をしたい」という人が4割を超え、「自宅で最期を迎えたい」という人が5割以上いるということですが、そうした患者自身の思いと高齢人口増加によるシステムの見直しが重なって、高齢患者は、「病院や施設」から「在宅」

へという流れになっています。

この流れを受けて、多くの地域ではすでに、高齢者の在宅での生活を支援するために、通所・訪問・宿泊サービスを行う「小規模多機能型施設」と「訪問看護・介護」の一体的な運営ができる複合型サービスの構築やデイサービスなどの充実が図られています。医療部門においても、2014年度に地域包括ケア病棟を新設し、在宅復帰に向けた医療やリハビリなどを中心に在宅復帰支援に力が注がれ始めました。

制度的には介護も看護も「病院・施設」から「在宅」への形が整い始めています。これが、完全に一般化されるまでには時間がかかりそうですが、現在、自宅での介護・看護は、スタートラインに立ったところです。

在宅医療とは何か

それでは、在宅医療とは具体的にどのような医療なのでしょう。

在宅医療（訪問診療）は、医師と看護師が定期的に患者宅に出向き、計画的に治療・看護・健康管理などを行うパーソナルな医療です。こうした定期訪問に加えて、緊急時には必要に応じて、臨時往診や入院先の手配なども行います。

いわゆる往診との区別がつきにくいと思いますが、往診は「体調が悪くなった」「様子を診に来て欲しい」などの患者の要求により、患者宅に医師や看護師が出向いて診療や治療を行うことを指します。一方、在宅医療は、慢性的な病気の患者のもとを医師や看護師が定期的に訪ね、病状や体調により医療計画を立て、それに基づいて治療や看護を続けることです。医師や看護師のほかに、患者の状況に応じて、理学療法士や作業療法士が訪問してリハビリテーションをするケースもあります。

在宅医療の最大のメリットは、患者が住み慣れた環境で療養ができることです。

入院治療の場合には、24時間身近に医師や看護師がいるので、急変などに対応しやすく、食事や生活全般も調整されているため、積極的に自己管理をする必要がありません。加えて、外界ともほぼシャットアウトされているので、安静状態を保つことができます。患者やその家族にとって、身の回りの世話を気にせずにゆっくりと静養できるのは非常に有意義です。とはいえ、入院時には他人と生活をしなければならず、一定の規則にのっとったタイムテーブルを守るなかで、できること、していいことが制限されてしまいます。当然のことながら、自分のペースで過ごすことは難しくなり、残念ですが、病院では自分らしい生活を守りながら治療をするという理想を保つことはできません。知らず知らずのうちにストレスもたまってしまうでしょう。

これに対して、在宅看護では、患者それぞれにパーソナルな治療や健康管理のプランが立てられます。患者の病状に対して最も有意な治療法や看護法を模索するのはもちろん、家庭環境や個人の生活パターンなども考慮した看護をすることができるのが大きなメリットです。たとえば、老老介護の場合、介護する側の体調や認知能力に問題が生じた際、すぐに対応することができます。在宅医療を行っていない場合には、介護する側の体調まで慮ることができないまま、患者はもちろん、介護者の病状も悪化してしまう場合がありま す。在宅看護を受けるのは患者自身ですが、その家族の状況まで自然と目が行き届くのが在宅看護の魅力です。

また、私が訪問看護において実感するのは、「患者の皆さんがわがままを言うなぁ」ということ。「わがままを言う」と書くと誤解を受けそうですが、これはいい意味での「わがまま」。患者さんがリラックスしている証拠です。すべての病気について問診が大事であるという事実からも分かるように、患者自身が率直に要求を伝えてくれるのは、私たちにとってはとてもありがたいことなのです。私は患者さんのわがままを聞くたびに「やはり病院では我慢していたのだなぁ」と感じます。実際、病院ではなかなか眠れなかった患者さんが自宅ではよく眠れるようになったり、食欲が増して、治療にいい効果が出ることが多いのです。また、費用面に関しても、入院治療を継続するより安くつきます。

ここまで在宅医療のメリットをお話ししてきましたが、もちろんデメリットもあります。最も大きなデメリットは、患者の家族の負担が大きくなることです。入院治療では日常のケア全般を看護師が行いますが、在宅医療の場合は食事や服薬のケアも家族がサポートしなければいけないケースが多くなります。病人はわがまま、とよく言われますが、そうしたわがままに付き合わなければいけない部分も少なくありません。

また、緊急時の不安が大きいこともデメリットと言えます。入院していれば設備が整っている中で医師や看護師も敏速に動いてくれますが、在宅医療ではそうはいきません。在宅医療では、担当医やかかりつけ医と連携できる体制を作って療養することが大事です。

私は訪問看護を仕事にしてすぐに「24時間対応の訪問看護がしたい」と思い、訪問看護ステーションを開業する際、迷わず24時間対応にしました。いまでは在宅看護である以上は、24時間対応でなければ意味がない、と考えています。それについては第2章で詳しくお話ししますが、在宅看護の場合は24時間の訪問看護サービスを活用して、ホットラインを常備するなど、万が一のリスクに備えることも不安軽減になると思います。

ニーズは高いが人材不足、経営者不足の在宅看護

在宅看護はもともと高齢者を対象とした老人訪問看護制度としてスタートしたため、当初の対象者は高齢者のみでした。しかし、慢性病患者が長期間入院できなくなったことに加えて、在宅で看護（介護）を受けたいというニーズも高まり、現在は子供を含む慢性病患者や病気や事故後のリハビリケアなどにもその活動シーンは広がっています。

在宅看護に従事する医師や看護師を派遣するのは、病院やクリニックと訪問看護ステーションです。医師や看護師が病院やクリニックに所属しながら在宅看護に従事する場合、病院やクリニックでの診療と並行して担当する場合がほとんどで、時間の融通をきかせるのは困難です。また、クリニックなどの開業医を中心として、在宅看護専門の医師もいますが、実際のところは、こちらもまだ少数派です。

もうひとつ、在宅看護に従事する看護師や理学療法士などを派遣する訪問看護ステーションについては第3章で詳しく説明しますが、簡単にいうと訪問看護ステーションとは「在宅看護ケア」を提供する組織です。看護師や准看護師、保健師のほか、リハビリテーションを担当する理学療法士や作業療法士、言語聴覚士など医療専門職の人々が所属し、患者からの依頼に応じて在宅看護に向かいます。

病院やクリニックの在宅看護への参入が遅れるなか、訪問看護ステーションの数は年々増加し、2021年時点でその数は全国でおよそ1万3000カ所となりました。ところが、ステーションの増加とともに増えてきたのが、つぶれてしまったり、休業をするステーションです。患者からの在宅看護のニーズは高まっているものの、訪問看護ステーションの経営がうまくいっているとは言いがたい。これが、現在の在宅看護の実情です。訪問看護における病院やクリニックの参入不足と訪問看護ステーションの経営困難。来たる2040年に向けて、訪問看護のフィールドを拡大することは急務であるのに、なぜ、そのような状況に陥ってしまうのか。そこには、いくつかの理由が考えられます。

第一にして最も大きな理由は「病院などの施設不足」と「人材不足」です。

訪問看護は多くの医療従事者が目指している「本質的な医療」＝「患者ファーストのパーソナルな医療」を行えるやりがいのあるフィールドではありますが、制度面では未だ過渡期と言えます。今後の在宅看護の充実を考えると、既存の病院やクリニックが積極的に在宅看護に取り組んでほしいと感じるものの、在宅療養支援診療所に登録するためには、〝24時間対応が可能な医師や看護師を配置すること〟〝24時間の往診と訪問看護の提供が可能であること〟〝在宅患者の緊急受け入れ態勢を確保する必要性〟〝ケアマネージャーとの連携〟〝年に1度在宅看取り数を社会保険事務局長に報告をする〟などの義務があります。これらのハードルは安全に高質な在宅医療をするために必須な条件ですが、病院やクリニックとして開業をしている場合は、「面倒が伴う」と感じられても仕方がないのかもしれません。実際、在宅医療に従事する医師の70％以上が「24時間体制」への負担を感じているというデータもあります。

こうした現場の声を国が正しく受け止め、分析・考慮して、「在宅看護に取り組みたい」という志のある医師がストレスなく在宅看護に取り組める土壌を作ることが大切だと思います。２０４０年というひとつの目標があるため、国も在宅医療の診療報酬を大幅に増額するなどの措置を取ってはいますが、24時間往診対応についての対策は未だ光が見えていません。近所の先生方の仲が良く、交代で24時間対応ができればいいのですが、医師はそれぞれ治療方針を持っており、他の医師と連携することが不得意な場合もあります。チームで24時間対応を行うと点数がつくようになりましたが、果たして私たちと組んで対応を行う医師はいるのでしょうか。

また、圧倒的な人材不足は看護師も同様です。２０１７年時点で全国の訪問看護ステーションに所属する看護師は約５万人です。これは、看護師全体のわずか４・１％にあたる数字です。

厚生労働省は、看護師の資格を持っていながら現在は休職している潜在看護職員およそ71万人の職場復帰にも期待しているようですが、私は彼らが職を離れた理由（職場環境、勤務環境など）を改善することが先決だと感じます。そうでなければ、現在休職をしている人たちはもちろん、年々数字上は増加している新卒の看護師の定着率も高くならずに、潜在看護職員数をますます増加させるだけです。

前述した訪問看護ステーションは増えているのに、廃業、休止状態に陥るステーションが多いという現実も、この看護師不足が多大な影響を及ぼしています。ステーションが増えても看護師がいなければサービスは提供できず、所属する看護師たちの仕事はハードになります。こうした理由から、訪問看護のニーズは高いのに稼働できないジレンマに陥るステーションが多いのです。


訪問看護ステーションが新設され、やっと地域で認知された頃に廃業になってしまうと、訪問看護を必要とする患者たちは別のステーションを探さなければいけなくなります。

せっかくステーションと患者との信頼関係が育ったところで、別の施設を探すことになると、看護の時間も開いてしまいますし、サービスにもムラができ、訪問看護への不信感につながってしまうケースもあります。加えて、最初のステーションから次に担当するステーションへの申し送りが不備なケースもあり、せっかく調子が上向いていた患者の体調が逆戻りしてしまう場合もあります。

訪問看護ステーションの必要性が叫ばれる中、経営面がうまくいかない理由は、こうした看護師不足ともうひとつ、優れた経営者が少ないという点が挙げられます。看護の仕事は、福祉の一環で、イメージとして「儲けてはいけない」というおかしな風潮があります。聖職というのでしょうか。誰かのためになることを親身にやって、利益は二の次が美しいという昔からの看護のイメージです。

実際、私が8人のメンバーで訪問看護ステーションを立ち上げて、創業6年目を迎え職員数が100人を超えたとき、あるベテランの看護師さんに「品がないわよ」と言われたことがあります。一般の企業なら、従業員数を増やし増収していくことで評価を受けるのですが、医療業界は未だに「儲けることは品がない」と言われる業界なのです。念のために申し上げますと、当然のことながら、私のステーションで品のない行為をしたことは一切なく、サービスを向上し、利益を上げているだけです。それを批判される医療業界は、一般の企業よりも経営面において10年も20年も遅れていると思います。

そうした愚かしい風潮が、看護師離れにもつながっています。専門職でありながら、3Kと言われた時期もあった看護師ですが、私は仕事をした人にはその評価を正しくステーション内でのポジションとお給料に反映させることから始めました。わざわざ本書に記すまでもなく、それは働く人たちの正当な権利。看護師だって人間です。やりがいと同時にそれが収入に反映されたら、もっとやる気になる。何より、自分の仕事が認められた充実感につながるのではないでしょうか。

またハードな仕事の状況についても、状況を正しく理解する統括管理者がそれぞれの状況を鑑みながら、患者さんのもとに派遣をしていくシステムができあがれば、過剰な負担はなくなるはずです。訪問看護ステーションが会社である以上、利益を上げて社員にそれを分配することが大事。そのためには、看護師の充実はもちろん、統括管理者の育成が必要だと思います。

コラム　MY STORY①

将来の夢は美容師。教師のミスで「看護師の道」へ

母は美容師、父は広告代理店経営者。スタッフは3人ですが、母は地元で美容院を営んでいました。私は長女だから将来は母のあとを継いで美容師になるんだろうな、と漠然と考えていたんです。

高校受験のときの第一志望は公立高校で、滑り止めに受けたのが地元の私立高。第一志望の高校に受かるつもりでいたので、滑り止めはどこでもいいと先生にお任せしていました。そうしたら、まんまと第一志望の高校を落ちてしまいまして……。仕方なく入った滑り止めの女子校だったのですが、なんと受かっていたのが、衛生看護科。なにそれ？　どんな勉強をするところ？　とまったく分からなかったのです。先生が「この高校は、普通科よりも少しだけ衛生看護科のほうがレベルが高い。お前の偏差値なら衛生看護科に入れるから、そちらを志望しておいた」とおっしゃる。

いま思えば神様のお導きかな、とも思いますが、当時はなにがなんだか分からないままに入学し、まったく興味がなかった看護の勉強を始めました。私のように公立高校に落ちて入学した人が半分、看護師を目指している人が半分。最初は大丈夫かな、と不安でしたが、入学したら勉強というよりも友達との時間や学生生活が楽しくて、とても充実していました。

それでもまだ、ファッションに興味があって、当時はハウスマヌカンが憧れの職業。お洋服屋さん、小岩井農場で売り子、テレビの部品を作る流れ作業などでバイトしたり、看護師になると決めたわけではなかったんです。そんな志の低い学生でしたが、そのうちに高校からそのまま進学できる専攻科というのができました。2年で卒業ですから、短大のようなもの。でも、私は看護師にはなりたくない。父に頼んで「お金がないから進学は無理」と言ってもらいました。そうしたら、先生が父に「お父さん、奨学金制度があります。大丈夫です!」って。

結局、できたばかりの専攻科に入学しました。制服があってね、銀行員みたいにブレザーとベストと。街中では「あの制服どこの学校?」とちょっと目立っていて、ちょっとウキウキと。学生時代は楽しい思い出ばかりですが、看護師を目指していた真面目な学生ではなかったので、自然と看護師の道に流されて、私の看護師人生は、偶然の重なり合いでスタートしました。

［第2章］

病院勤務では得られない
やりがいとチャンス
患者の自宅を訪問してケアを行う
「訪問看護師」

訪問看護師の仕事とは

ここで改めて訪問看護師の仕事を紹介します。

訪問看護師は、自宅や老人ホームなどで療養生活を送る患者を医療の専門知識をもってサポート、ケアする仕事で、それぞれの主治医の指示書に基づいて医療行為を行います。病院勤務の看護師のフィールドが医療環境の整った場所＝病院であるのに対して、訪問看護師のフィールドは患者の自宅。医療設備が整っていないのはもちろん、それぞれの住環境、家族構成、家族の患者のケアに対する熱心さなど、患者の生活背景は千差万別。それを充分に考慮して、看護をしていくのです。

また、病院では複数の看護師が複数の患者を担当するのに対して、訪問看護師は基本的にマンツーマン。担当する患者の状態を正しく理解し、丁寧にパーソナルな看護ができます。看護師にとって患者とマンツーマンであるということは、患者にとっても私たちが唯一の看護師ということです。病気のことはもちろん、現在抱えている不安やこれからのこと、場合によってはお金のこと人生のことなど、かなり踏み込んだ相談を受けることもあります。患者から頼りにされる、という面では、病院勤務の比ではありません。その分、互いの距離感の取り方が難しくもなりますが、非常にやりがいがあります。自身の看護やサポートによって、患者がいい方向に変化していく喜びは、看護本来の充実感です。

さて、訪問看護師としての仕事内容は患者の状態によって変わりますが、一般的には、血圧・体温測定・脈拍や呼吸の測定など、いわゆるバイタルで健康状態をチェックした後、症状に応じて、服薬管理やカテーテルの交換、インシュリン注射、血糖値の測定や点滴などを行います。患者に持病がある場合はその状態を確認し、健康に関するアドバイスもしていきます。

そして、それらすべてを主治医に正しく知らせ、今後の看護方針を促すことも忘れてはいけない仕事です。訪問看護の現場には、毎回医者が同席するわけではなく、看護師だけで医療行為を行うことが多くなります。日々の患者の様子を知る唯一の医療関係者になることが多いので、医師と患者やその家族とのパイプ役として、正しい報告をする仕事が重要です。また、終末期を迎えている患者の場合は、状況を確認しながら痛みのコントロールや緩和も行います。

加えて、患者がより良い療養生活を送るためにその環境を整えるのも訪問看護師の仕事の範疇です。食事指導はもちろん、その世話、排泄、療養環境を清潔に維持できるサポートなどをします。たとえば、褥瘡《じょくそう》防止についてのアドバイスや褥瘡ケア、服薬や栄養摂取の指導、嚥下《えんげ》の訓練を行ったり、機能回復を目指す患者の場合は、入浴や歩行訓練などを行う場合もあります。病院とは異なり、自宅では療養に相応しい生活のリズムや質を整えていくことが難しい場合が多いので、患者やその家族と相談をしながら、より良い療養生活を送れるようにアドバイスを続けることが大事です。

そんな中、非常に大切になってくるのが、患者本人とその家族のメンタルケア。患者はもちろん、自宅療養の場合、家族の負担が非常に大きくなります。患者を世話する家族のストレスが溜まり過ぎると、せっかくの自宅療養が苦しいものになってしまいます。場合によっては、家族が病気になってしまうケースもあります。

私たちが望むのは、患者が自由に安心して体と心を休ませることができる療養です。そのためには家族のサポートは必須。あくまで理想ですが、家族も「自宅療養をしてもらって良かった」と充実感を得られる自宅療養です。このハードルは低くはありませんが、そのために私たち訪問看護師は、患者はもちろん家族のメンタルサポートを心掛けなければなりません。大切なのは〝目配り〟と〝気配り〟。そのコツをつかむためには経験が必要ですが、仕事を積みかさねることで身に着くことでもあります。

むやみに患者の生活に踏み込むことはＮＧですが、患者と家族の関係を観察して、そのときどきの状況で悩みを聞いたり、ストレスを解消してもらうなど、訪問看護師にはカウンセラー的な面もあります。とはいえ、患者やその家族との距離を縮め過ぎるのも互いの依存を生みますから、患者と家族のメンタルケアを心掛けながら、一定の距離感を保つことが大事です。

訪問看護師の資格は、看護師免許のみ

訪問看護師になるために必要な資格は、看護師免許のみです。准看護師の免許でも問題

はありません。双方、仕事の内容に違いはなく、その違いは給与だけ。准看護師の場合、給与が看護師のおよそ1割減になる場合が多いようです。また、正看と准看の〝差別〟はあるのか、と聞かれる場合がありますが、少なくとも私のステーションではそうしたことはありません。准看護師でも充分なキャリアがあり、場合によっては正看護師の資格を持った人よりも仕事ができるケースもありますし、真面目に真摯に仕事に取り組んでいればなんの問題もありません。とはいえ、准看護師の中には、ステップアップのため仕事をしながら正看護師の免許を取る人もいます。これは30代40代の若い世代に多い傾向で、50代以上はそのまま准看護師として働き続けるケースが多いように感じます。若い世代がステップアップを目指す姿を見るのは非常に嬉しく、正看護師にチャレンジしようとする准看護師を私も全面的に応援しています。

さて、先ほど「訪問看護師に必要な資格は看護師免許のみ」と話しましたが、スペシャリストの証としては「訪問看護認定看護師」という資格があります。これは看護師としての知識に加えて訪問看護についての技術を習得し、実践できる看護師に認定される資格です。認定は日本看護協会から受けるもので、以下の条件をクリアしなければいけません。

ひとつめが「看護師」「保健師」のいずれかの免許を持っていること。

ふたつめが、それらの免許を取得後、実務研修が通算5年以上あり、そのうちの3年以上は訪問看護の仕事に従事していること。

最後に日本看護協会認定の「認定看護師教育課程」、もしくは認定看護師教育に適していると認定された各種教育機関で6カ月以上、615時間以上の認定看護師の教育課程を修了していること。

これら3つの条件をクリアすると「訪問看護認定看護師」の資格が取得できます。訪問看護師をするうえで必ず必要な資格ではありませんが、この資格を持っていれば役職や給与面などで優遇されます。

とはいえ、実際にこの資格を取得しようとする場合、仕事をしながらでは難しいと感じます。非常に時間を要するので、5年以上の実務研修を積んでいながら、現在仕事を休んでいて、近い将来、訪問看護師として復帰しようとしている人や所属する病院やステーションが資格取得を推奨し、時間を融通してくれるなどであれば挑戦しやすいものの、それ以外の場合は、資格取得は現実的ではないかもしれません。逆をいえば、だからこそ持っていると意味ある資格とも言えるのですが……。私自身はこの資格が誕生して2年目に取得しました。私は旧態依然の権威的な看護の世界に常に疑問を持っており、当時も訪問看護認定看護師の資格を取得した看護師の上から目線が気になって、「私も資格を取得せねば！」と思ったという何とも不純な動機だったのです。私の場合は、病院に応援してもらいながら、仕事と勉強を両立させた半年は本当にハードだったと記憶しています。この体験を含めて、軽々しく「この資格を皆さん取得して！」と言いきれない私ですが、反面、独立してステーションを開業する場合には信頼の証になりました。また、この資格を持って仕事をしている看護師は、患者さんからワンランク上の訪問看護師として信頼されるというケースもあります。もしも、訪問看護認定資格を目指すなら、覚悟をして勉強に励んで欲しいと思います。繰り返しになりますが、決して簡単な資格ではないので、資格取得を目指すときに「いつか起業をする」「ワンランク上の訪問看護師として認められる」など明確な目的意識を持って臨んだほうが、頑張れるかもしれません。

そのほかにも、ケアマネージャーの資格を持っている人もいます。訪問看護の仕事は訪問介護の仕事と重なる部分が多数あり、患者によっては、介護ヘルパーの力を借りながら、理学療法士や作業療法士などとチームを組んで治療にあたることもあります。そうした場合、ケアマネージャーとして、介護方法の指導や実践に加えて、各専門分野のスタッフとの連携の組み立てや保険制度に精通していることは有効です。

また、看護師を続けるなかで自分の専門分野が定まってくると、それぞれの専門に特化した各種認定看護師の資格を取得する人もいます。たとえば看取りに取り組みたいなら「緩和ケア」、がん患者の看護をするなら「がん化学療法看護」「がん性疼痛看護」、褥瘡やストマの患者を看護するなら「皮膚・排泄ケア」など、認定看護師には、実に21種類の資格があります。病院勤務の際にもそうした資格を取得するチャンスがあると思いますが、その分野の専門家としての信頼を得る有効な資格です。

同様に医師の負担を減らし、治療を円滑に行うために設けられた各種特定看護師の資格もあります。これは、これまで医師の指示のもとに行っていた〝診療の補助〟の範囲を拡大し、資格を取得した特定の分野に限って医療行為を実施できる資格です。厚生労働省は2025年までに10万人超の特定看護師育成を目標としているようですが、これは少々現実離れした数字に感じます。実際にはその特定看護師の資格も一定の力量が求められる難しい資格で、そう簡単に取得できるものではないと思いますが、在宅医療が本格化するなか、医師の負担軽減のためにも看護師ができる看護の領域を増大させていくことは急務です。

現在のところ、特定看護師の資格や仕事については未だ不透明ではありますが、近い将来、厚生労働省の指導のもと、実施内容は確立されていくに違いありません。在宅医療の現場で私たちが責任を持ってできる医療行為が増えることはやりがいにつながります。多くの訪問看護師に前向きにチャレンジして欲しい資格です。また、この資格を取得していれば、給与面で優遇されることが法律で義務付けられることになりそうです。

いずれにしても、私は共に仕事する仲間が〝いま〟に満足する看護師ではなく、変化する時代に合った〝一歩先を見据えた〟訪問看護師であって欲しいと願っています。その面では現状に満足せずに「資格」というステップに積極的に挑戦していくことを応援しています。訪問看護師に限らず、どの分野でも前向きに専門知識を積みかさねる姿はとても好感が持てます。とりわけ、今後、日々進化を続けるに違いない「訪問看護」の世界では、必要な知識を現状に慢心せずに吸収しようという、意欲のある看護師と共に働きたいと切望しています。

訪問看護師としての始まりは「看護師免許」から、経験を重ねるうえで「必要と思う資格」を積極的に取得してください。

訪問看護師は訪問看護ステーションからやってくる

さて、訪問看護師の勤務先ですが、大きく分けると「訪問看護ステーション」「病院やクリニック」になります。実際には、病院やクリニックに所属して医師と共に訪問看護をする看護師はほとんどおらず、老人介護施設にもステーションから派遣されて行くことが多いので、99％が「訪問看護ステーション」に所属していると理解していいと思います。

訪問看護ステーションは、自宅療養をする患者に訪問看護を提供するために運営されている事務所です。その数は年々増加し、2021年時点でおよそ1万3000カ所、今後ますます増加することは間違いありません。

大規模の訪問看護ステーションは少なく、現状では看護師の数が5人未満の事務所が全体のおよそ6割を占めています。小規模の組織でも大規模の組織でも、訪問看護の時間は決められていますから、看護師ひとりひとりの負担に大きな違いはありません。どちらかといえば、中規模や大規模のステーションのほうが事務所全体で担当する患者の数が多く、患者の病状がさまざまなので、経験値が高くなると思います。また、共に働くスタッフが多いため、さまざまな意見を聞けるのも自らのキャリアを育てる意味ではメリットになります。また、小規模のステーションでは、何らかの理由で看護師が退職した際など、担当患者の看護を続ける人手が足りないなどの理由で引き継ぎがうまくいかずに混乱することもあります。そのため、小規模の訪問看護ステーションは経営が不安定になってしまう場合も少なくなく、順調に営業を続けることは簡単ではありません。

訪問看護ステーションが日本中に増えていくことはいいことですが、同時に開業したステーションが少しずつスタッフの数を増やし、順調に経営ができるようにすることもまた大事な課題だと感じます。そのためには、経営者が経営の勉強をし、ステーションが小規模からスタートして、中規模、大規模と成長できるよう、経営努力をすることが急務です。

プロの経営者がいれば、小規模のステーションでもそうした問題もないと思うのですが、実際にはこの業界にプロの経営者は少ないのです。繰り返しになりますが、在宅医療がもっと良質に安定した状態になるためには、訪問看護師の育成はもちろん、経営者の意識改革が必要です。5人以下の小さなステーションすべてが経営に問題があるわけではありませんが、これから訪問看護師を目指す人は、ステーションの人数を確認して大規模な組織を選ぶのも一考です。

また、訪問看護ステーションの中には「小児専門」など特定の分野に特化している事務所もあります。何かの分野に特化して仕事をしたい場合は、そうしたステーションを選ぶのもいいでしょう。

一方、有料老人ホームや介護施設などにも訪問看護師は出向きます。ただし、老人介護施設の場合、患者数に対して看護師の数が少ないことがほとんどなので、一人ひとりの業務分担が増える傾向があります。

〝働き方はいろいろ〟な訪問看護師

訪問看護師は、基本的に土日が休みで夜勤はなし、1日の訪問件数が決まっているので、残業も少ない傾向にあります。残業や夜勤のある病院勤務の看護師と比べると、働く環境は恵まれていると言えます。

また、現在、訪問看護師が極端に不足していることから、ある意味、売り手市場という部分もあります。週に3～4日だけ働いたり、午前中だけ、午後だけ、決まった患者だけなどパート的なタイムスケジュールで動く人も大勢います。

私も、子育てが最も忙しかった当初は、週3回のパートから訪問看護師のキャリアをスタートさせました。結婚や子育てが仕事のハンデにならないのは、私たち女性にとってはとても嬉しいことです。いまの世の中、結婚・子育ては女性だけの問題ではありませんから、男性にとっても嬉しいことかもしれません。とはいえ、私自身は訪問看護という仕事の面白さにどっぷりとハマってしまい、最初こそパートスタートだったものの、次第にフルタイムで働くようになり、起業までして経営者にもなり、結局は子育てを実家の父に任せるという結果になってしまいました。そのことは正直後悔もしているのですが、それでも訪問看護師のキャリアをスタートさせた時点に人生を巻き戻して、違う方法を選んでいたか、といえば怪しいものです。「やっぱり同じ道を進んでいただろうな、もしかすると、もっと忙しい道を選んでしまうかもしれない」とも思います。

いずれにしても、志さえあればパートから正社員へ、気持ちと覚悟があれば起業もできる——訪問看護師は夢のある仕事です。

訪問看護師が担当するさまざまな患者

訪問看護師が担当する患者はどのような人でしょう？　そう聞かれると、「高齢者」と考えがちですが、実際に担当するのは0歳児から高齢者までと年齢の幅は広く、正解は「自宅療養をするすべての人」となります。以前は訪問看護が医療保険のみの領域でしたが、2000年からは介護保険でも、自費でも訪問看護が受けられるように変わりました。

それにより、現在は、全世代等しく訪問看護を受ける権利があるのです。

ちなみに利用詳細については若干の違いがあります。

介護保険を使って訪問看護を利用する場合は、利用回数に制限はありませんが、1回の利用時間については①20分未満、②30分未満、③60分未満、④90分未満の4区分の中から必要に応じて選択することになります。ただし介護保険の支給限度額（要介護度）によって月間の限度額は制定されていますから、一般的には訪問看護以外にも複数のサービスを受ける場合が多く、支給限度額内で看護を受けようとすると、週1～2回利用の患者が多いように感じます。

一方、医療保険を利用して訪問看護を受ける場合は、介護保険のような限度額はありません。医師が必要性を認めた患者は、週3回まで1回につき30～90分の利用が可能です。また、特に症状が重く、厚生労働大臣が認める疾病などの患者は週4回以上、そのうち週1回は90分を超える長時間の利用も可能になります。

また自費で訪問看護を受けることもできます。これは家族が充分に介護（看護）に携われない場合や重篤な患者の場合に該当するもので、公的な訪問看護だけでは自宅での看護が充分にできない場合に利用する人が多くみられます。この場合は、利用回数や滞在時間、介護内容に上限はなく、要望に沿ってきめ細かな対応ができます。ただし自費ですから、サービスを受ける場合の料金は高くなってしまいます。

このように訪問看護の門戸が広がることで、私たち訪問看護師が看護をする患者は多様化しています。年齢だけでなく、病気の内容や症状、家庭環境もさまざまで、訪問看護師のスキルや知識も当然、多岐にわたっていなければいけません。それまでの知識に甘んずることなく、日々、勉強を重ねスキルアップをしなければいけないのです。などと書くと「訪問看護師の仕事は大変そう」と感じるかもしれません。もちろん簡単なことでないのですが、正確には、必要に応じてレベルの高い訪問看護をしようとするなら、自然と新たな知識やスキルが身についていく、というのが本当です。訪問看護の仕事は、そういう意味でも自分が成長できる仕事なのです。

それでは、訪問看護の主な患者とケアについて説明しましょう。

1　寝たきりなどの高齢者・認知症患者

在宅医療は幅広い年齢層の患者を担当する、と話しましたが、中でも多いのはやはり「高齢者」です。ひとことで高齢者と言っても、その症状や生活状況はさまざまで一概に看護方法を言いきることはできませんが、あまり動けなかったり、寝たきりの患者の場合は体位交換や日常の生活動作訓練などを行います。褥瘡などがあればその治療もし、予防のためにできることを家族に伝えます。高齢者の症状として多いのは便秘。医師の指示を受け、おなか周りのマッサージや下腹部の指圧をしたり、摘便（便を指で取り除く行為）を行います。

また、認知症の患者には食事や歯磨き、排泄など生活面でのケアをしながら、生活リズムの調整をします。介護で疲れている家族の方々の悩みの相談に乗ったり、時に愚痴を吐き出させてあげるのも私たちの役目です。

高齢者は気候の変化や水分不足などで体調が変わりやすく、持病が悪化してしまうこともあります。認知症などでうまく自分の症状を話せない場合もあるので、小さな変化を見逃さず、早めの看護を心掛けることが大切です。

2　末期がんなど終末期の患者

在宅医療につきものなのが、終末期医療＝ターミナルケアです。２０４０年に向けて、国は入院患者をできるだけ減らして、在宅療養へシフトしていこうと考えていることは前述しました。日本看護協会や日本訪問看護財団などでは、ターミナルケアを自宅で受ける人の割合をおよそ30％まで引き上げようと考えています。この数字が多いとみるか、少ないとみるかは意見の分かれるところだと思いますが、私は目標に掲げるのはいいと思います。なににつけ目標があるとないとでは、取り組みに変化があります。そして、患者自身が「自宅での最期」を望むなら、出来うる限り希望が叶う訪問看護に取り組まなければいけません。

実際、日本では在宅におけるターミナルケアが非常に遅れています。厚生労働省の調査によると「自宅で療養を希望し、最期も自宅で」と考えている人が男性78・6％、女性

85・5％にも及んでいます。かなりの数字ですが、実際に日本で在宅死を迎えた割合は13・4％なのです。この数字はヨーロッパ各国から比べるとかなり低い数字です。たとえば、スウェーデンでは51％、オランダでは31％、フランスでは24・2％（「諸外国の看取りのデータ」厚生労働省2008年）。いずれも日本に比べてかなり高い割合で、在宅死を迎えています。在宅死亡率が高い国は、それだけ地域の包括システムが整っており、在宅医療が充実していると言えます。訪問看護師の数も日本の倍以上はあり、訪問看護師と在宅死亡率が切っても切れない関係にあることが分かります。

多くの訪問看護師の話を聞くと、このターミナルケアこそが訪問看護の神髄と言えそうです。残された時間をより有意義に、充実したものになるよう、痛みのコントロールや本人や家族の精神的サポート、看取り体制に関する相談……、私たちができることがたくさんあります。看取り看護は精神的に苦しい部分もありますが、その分、訪問看護の意義を感じる訪問看護ならではの仕事です。

3 精神疾患の患者

在宅で看護する患者の中で増えているのが精神疾患の患者です。ひとくちに精神疾患といってもいくつかの種類があり、それによって看護の方法も微妙に変わっていきます。詳しく見ていきましょう。

精神疾患の中でも目立つのが、統合失調症です。主な症状は「幻聴」「幻覚」「妄想」「思考障害」「無為」「自閉」などで、基本は薬物治療になり、内服を正しく続ければ症状は緩和し、再発も防ぐことができます。ところが、患者の中には勝手に服用をやめてしまう人がいます。私たちは症状を悪化させないために服薬管理を徹底します。たとえば、次回受診までの薬の数を確認し、薬カレンダーに1週間分セットし、次回訪問時に残薬を確認するのです。家族がいる場合は家族にも投薬を徹底してもらうよう指示します。そこまでしても、「薬を飲んだ」とうそをつく患者もいます。そうした行動を防止するためにも、日ごろから患者の精神状態をしっかりと観察して、ちょっとした変化を見逃さずに、気づいたことは主治医や関係機関に報告します。また、統合失調症の患者の多くは、病院で自身の疾患について勉強しています。ただ、入院期間が短い場合が多いので、自宅でも継続して勉強をすることが大事です。訪問看護時にも疾患についての勉強を共に行い、患者に病気を理解してもらったうえで、どのように病気と付き合っていくかを患者と考えます。統合失調症患者に対する訪問看護は、症状悪化や再入院を防ぐために日ごろから精神状態や内服状況を把握し、患者が成長していくための支援です。

最近増えているのが、境界性人格障害です。女性の患者が多く、ターゲットとなる相手に強く依存し、感情のコントロールができずに自傷などの行動に出てしまう場合もあります。また、相手をコントロールしようとする傾向もあり、周囲を振り回してしまうこともあります。こうした症状を理解したうえで、「目標を決める」→「それに基づいた約束事を決める」→「約束が守れなかった場合は振り返りをする」というケアを一貫して行います。非常にシンプルな対応ですが、境界性人格障害の患者とは距離感の取り方が難しく、気づくと依存されている場合が少なくありません。訪問看護師は基本的にひとりで患者を担当するので、責任感が強く生まれ、患者の要求に出来うる限り応えよう、そうすべきだ、と考えることで患者に振り回されてしまいます。境界性人格障害の患者を担当する場合は、訪問の最初に「できること」「できないこと」をはっきりと線引きすることが大事です。

場合によっては、看護師を二人体制にするなど、主治医と相談しながら看護をします。

同様に、最近目立つのが広汎性発達障害です。これは自閉症、アスペルガー、レット症候群、小児期破壊性障害、特定不能な広汎性発達障害などの総称です。他者と興味が共有できない対人関係の障害、言葉が覚えられないコミュニケーション障害、音や物に対する感覚過敏や感覚障害などが、その症状です。想像力に乏しく、他者の気持ちを理解することが苦手なので、社会生活を送ることが難しくなっています。社会生活が送りやすいようサポートするのが私たちの仕事です。行動について具体的に指示・提示をし、それをひとつずつ実行してもらいます。たとえば思い立ったら電話をかけてしまう患者に「遅い時間には電話はやめましょうね」ではなく「○時からは電話はかけないようにしましょう」と具体的な提示をするということです。同様に新しいチャレンジをする際もイメージしやすいようにその内容や流れを伝えておくと、不安の軽減になります。私たちが想像している以上にさまざまなことで不安を感じているのが、広汎性発達障害の患者です。どんなにささいな不安でもしっかりと受容することが最も大切なケア、そのうえで主治医や専門職員と連携を図り、患者の社会環境を整えていきます。

最後に高齢者に目立つ認知症です。高齢者の場合、慢性疾患と共に認知症が発症しているケースが多いので、精神疾患の患者というより一般患者のひとつの症状として認知症があるという捉え方もできます。認知症は「アルツハイマー型」「脳血管性認知症」「レビー小体型」「前頭側頭型」の4タイプに分かれ、訪問治療で最も多いのはアルツハイマー型認知症です。中核症状として記憶障害、見当識障害、判断力の低下などが見られ、周辺症状としては徘徊、妄想、せん妄、異食、暴力、睡眠障害などがあります。訪問看護の目的は、「薬剤調整のための主治医への報告」と「家族の支援」です。入院時と異なり、微細な服用チェックや転倒、誤嚥、会話中の呂律やコミュニケーション障害などの薬の副作用のリスクに即時対応することが難しくなります。そのために、入院時よりも自宅療養時には薬の調整をされているケースが多いのです。ですから、私たちは問題行動が減っているかなどから薬の効果を副作用も加味して判断し、主治医に報告します。訪問看護師の報告が処方箋に結びつくので、非常に大切な仕事になります。また、認知症患者の家族は介護が非常にハード。患者と良好な関係が保てずに精神的に参ってしまう場合もあります。私たちは問題行動への対応を医療的立場で説明し、メンタルケアを心掛けます。

以上が精神疾患患者の主な症状とケア方法です。精神訪問看護の仕事は、身体管理はほとんどなく体力的には楽と言えますが、精神的疲労は強く感じます。患者とその疾患と向き合い、患者を強引に誘導するのではなく、見守りつつ、失敗と成功を繰り返しながら患者自身の力で生きていけるようケアをする——特殊な分野ではありますが、やりがいのある看護分野です。

4 難治性疾患の患者、小児患者

難治性疾患とは、症例数が少なく治療方法も明確ではないために長期的に症状が出る病気のことです。2018年現在、331ある難治性疾患は、それぞれに難しい病気です。主治医と密なコンタクトを取ってそれぞれの疾患に対応しますが、大切なのはセルフケア支援です。セルフケアとは、患者が自分の症状や処方、それによる副作用を正しく理解して、療養をすること。長期にわたる病気療養の場合は主体性を大切にします。難治性疾患の患者の場合は、自らの病気について私たちより知識が豊富なこともあります。そうした背景から、私たちが上から目線で何かを言っても「本当は知らないくせに」「自分のほうが知っている」と思われてしまう場合もあります。その事実を理解して、それでもプロとして患者に向かう自覚が必要となります。また、効果的な治療法が見いだせないまま自宅療養を続ける患者とその家族はメンタルも心配です。コミュニケーションを取りながら、メンタルケアも心掛けます。

また小児患者の場合は、特に家族との関係が重要になります。お母様をはじめとした保護者の方々は看護に非常に熱心で、勉強家。私たちより患者に対する看護や介護が上手な場合もあります。つまり、それは裏を返せば私たちに対する目が厳しいということです。そういう点から、看護師を変えて欲しいというオーダーも少なくありません。反面、この人！　と認められれば、一気に距離は縮まり、保護者の大切な相談相手になる場合もあります。これらすべては、患者への愛情がなせることですが、この高いハードルを越えるには、日々の丁寧な看護と知識の積み重ねに尽きます。焦らず一歩ずつ、患者やその家族から信頼を勝ち取ることです。また、小児在宅医療では、医師や看護師だけでなく、作業療法士や薬剤師など他職種の緊密な協力が必要になります。他職種連携はほかの患者にも必須ですが、小児の場合、成長期ということもあり、より他職種の協力が必要になります。ある小児の患者が「僕の命は多くの人々に支えられているんです」と言ったと聞いたときは、胸が詰まりました。小児担当の訪問看護師の醍醐味はまさに、患者の成長をチームで見守ることなのだと実感しています。

1日平均3~5軒を訪問。訪問看護師の1日

訪問看護師がどのようなタイムスケジュールで働いているか、興味のあるところだと思います。訪問看護師にはバイトやパートなどさまざまな働き方があると前述しましたが、ここでは訪問看護ステーションに所属し、フルタイムで働く訪問看護師の平均的な1日を紹介します。

多くのステーションは8時30分から9時に仕事がスタートします。最初にすることは、スタッフ全員参加のミーティングです。ここでは各担当患者の申し送りや当日の連絡事項などの確認をします。気になる患者がいる場合は特にその症状や状況を報告し、スタッフ全員で共有します。その間も患者やその家族、ヘルパーやケアマネージャーなどから、さまざまな電話が入ります。私のステーションでは、ミーティング時に申し送りや連絡事項だけでなく、社会人として人間としての勉強になる5分程度の話を加えています。おもに私がスタッフに話をするのですが、先達の言葉だったり、最近観た現象だったり。看護師である前に人として成長をしなければいけない。そんな気持ちから始めた日々の習慣です。

そうしたミーティングを終えて、9時30分から10時ごろ、まずは1軒目の患者宅へ。1時間の看護を行った後、もう1軒の患者宅へと移動します。こうして午前中に2軒の看護をするのが基本です。患者によって看護時間は異なりますが、1回の訪問時間の多くは45分から1時間。まずはバイタルをチェックし、薬の管理やリハビリ、お通じやお小水のケアや褥瘡ケア、カテーテルや点滴などを使用している場合はそのケアもします。

1時間の昼休みを経て、午後の訪問へ。午後も午前同様2軒の看護をします。その後、ステーションに戻り、主治医やケアマネージャーへの報告書の作成、ステーション内でのカンファレンスなどを行い、1日の訪問状況の申し送りをして、翌日のスケジュール調整と準備を行います。

これが訪問看護師の1日のスケジュールの基本です。このスケジュールの合間に緊急の呼び出しがかかり、イレギュラーで患者のケアにあたることもあれば、各種勉強会に参加することも、緊急の患者が入る場合はカンファレンスに参加することもあります。さまざまな患者がいますが、容体の急変など特別なことがない限りは、決まったパターンで動くので、リズムを作りやすいと思います。

正しく知りたい24時間対応のためのオンコール

さて、訪問看護師の仕事で覚えておきたいのは「オンコール」です。
訪問看護ステーションの8割近くは24時間対応なので、患者やその家族の電話には1日中対応しなければいけません。オンコールとは、土日などの休みの日でも深夜でも患者やその家族から電話がかかってきたら、すぐに駆けつけるための電話のこと。患者やその家族と私たちを結ぶ大切なツール、患者とその家族の心と私たちの心を結ぶ綱です。前述したとおり、現在は8割程度のステーションが24時間体制ですが、近い将来、すべてのステーションが24時間体制になると予想されます。

現在、所属するステーションによって「オンコール」の扱いは変わりますが、私が経営するステーションの本社では、25人いる看護師のうち7～8人がオンコールの担当をし、それぞれ3人体制のシフトを組んで電話に備えています。主担当は日替わりで、転送システムで管理しています。3人にする理由は、ひとりが電話を受けられなかった場合に次の人が、その人も受けられなかった場合は次の人がすぐ代わりに受けられる体制を整えるためです。3人チームの場合、3番目のコールを持っている人がケアマネージャーというケースもあります。実際には3番目の人にまで電話が回ることは少ないようですが、ケアマネージャーが電話を取り、対応ができない案件の場合は、すぐに看護師に連絡をするシステムが構築されています。

患者やその家族が24時間いつでも安心できるよう、万全を期すのが私たちの使命です。

1週間続けて担当するというと、かなり負担がかかるようにも感じますが、曜日担当にするよりも1週間まとめて担当するほうが、気持ちが集中する分、精神的にラクなのではないかと考え、現在はそのシステムにしています。これから、もっといい担当シフトが希望されれば、そのつど、看護師のやりやすいように変化していくかもしれません。ちなみに、平日の夜はオンコールが鳴ることはあまりなく、土日で2～4件の問い合わせがきます。電話で話が済む場合もありますが、平均すると1～2回訪問しています。こうしたシフトの裁量はどこのステーションも管理者が担当しています。

所属する看護師全員を当番制にしてオンコール担当にする方法も考えましたが、オンコールは精神的に大変な仕事、「できる」「やりたい」という気持ちを持った人を募って担当してもらうほうがいいと考えました。ですから、私のステーションでは、オンコールは強制ではなく、やれる人が持つシステムを取っています。オンコール手当は土日祝日で1日1万円。平日は夜だけなので5000円です。オンコールに限らず、一定以上の仕事をした場合、手当をつけるのが私のステーションの常識です。看護師の仕事は「お金」ではなく「やりがい」とよく言われるのですが、それも一理あると思いつつ、働いた分は正しく報酬を受けるべきだと考えています。

オンコール担当の日になった場合は、お酒を飲んだり、遠出をすることは禁止です。近所に買い物に行ったりするのは構いませんが、ステーションから30分圏内にはいるように指示しています。電話がかかってきたらすぐに対応するために、いつでも「万が一」に備えていなければいけません。実際には電話での相談がほとんどで、訪問をしなければいけないことは少ないのですが、それでもオンコールを担当していれば気が抜けません。

私はステーションを立ち上げてすぐに、「訪問看護をする以上は24時間体制を取らなければいけない」と確信しました。患者さんは自宅に戻りたいと思うのと同時に、「自宅で大丈夫だろうか」という不安があります。患者さんを見守る家族も同じように感じているのではないでしょうか。そんななか「困ったことがあったら、いつでも医療者に電話ができるよ」「往診の先生も看護師も24時間体制でつながっているよ」とメッセージすることで、安心して在宅医療を続けていけると思うのです。在宅医療をなさっている先生に「24時間体制を取っていないステーションとは組めない」と言われたこともあります。

そうなると、24時間体制を取る＝オンコールを担当する看護師が必要ということになりますが、みんなオンコールを持ちたがらず、私が5年間もの間オンコールを担当していたことがありました。電話がかかってくるのは、たとえば、点滴のアラームが鳴ったとかおしっこを溜めるバルーンが抜けたとか、便が詰まってしまったなどのとき。医療従事者でない家族が、突然医療機器からアラームが鳴れば驚いてパニックになってしまいます。とはいえ、そのあたりの状況を電話で聞きながら、丁寧にリカバリーの方法を説明すると、家族が対応できることがほとんどです。ただし、独り暮らしの方や家族の認知度が低くなっている場合など、電話で説明するだけでは不十分な際には訪問に向かいます。加えて終末期の患者についてはオンコールが必須になります。それについては後述します。

いま振り返ると開業当時、1年365日、仕事から解放されることのない日々は肉体的にも精神的にも相当ハードだったはずなのですが、私は迷いなくオンコール担当を続けていました。どうしてそんなことができたのか、いまも不明ですが、患者とその家族の命の綱になるという意気込みが勝っていたのだと思います。そんな私を見かねて、私が電話を取れないときに備えてもうひとりオンコールを担当してくれたのは、事務員さんでした。いまでも共に働く彼女とはかれこれ25年のお付き合い。専門職でないスタッフも同じ志を持って仕事に取り組んでくれている安心感は、私がステーションを続けてこられた理由のひとつです。話がそれましたが、実際、看護師が4～5人の小さなステーションでは、経営者や管理者がひとりでオンコールを担当しているケースも少なくないと思います。私の場合、いまは、所属する看護師が複数オンコールを担当してくれているので、オンコールから解放されて、やっと旅行にも行けて、おかしな話ですが、病気になっても大丈夫。自分のキャリアもひとつステップが上がった気がしています。オンコールは大変な仕事ですが、頼りにされていると実感できるやりがいのある仕事。訪問看護師になったら、必ず体験したほうがいいと私は思っています。

さて、ここまでは私のステーションの話をしましたが、この「オンコール」については、前述した通り所属するステーションで、「全員参加のシフト制」「希望者のみで担当」など事情が変わってきます。小さなステーションでは、ほぼ全員が担当しなければいけない場合もあるようです。全員担当の場合、看護師が少ないステーションでは4~5日に1度、看護師が多いステーションでは10~14日に1度程度担当することが一般的で、多くのステーションが、オンコール手当や時間外手当を支給しているようです。また「オンコールについては要相談」としている場合もあります。これは、希望によってはオンコール担当をしなくてもいい、という意味ですが、実際にはほかの看護師が皆オンコールを担当している場合、自分だけが担当しないのが気になって、結局、オンコールシフトに加わるケースもあるようです。

オンコールについては、ステーションに入職する際に自分の意思をはっきりさせることを勧めます。オンコールの担当が負担になって、せっかく始めた訪問看護師の仕事から遠ざかってしまうのは本末転倒だからです。

高収入も訪問看護師の魅力のひとつ

訪問看護師の魅力のひとつは、収入です。前項でオンコールの話をしましたが、オンコール担当でなければ、基本は週休2日の8時間労働、夜勤はありません。シフトが分かれていて生活リズムが整いにくい病院勤務看護師と比べると、勤務時間は規則正しく、しかも、給与は同等かそれ以上のケースが多いのです。

たとえば、私のステーションの看護師の年収は常勤者で平均600万円以上はあります。この業界全体の平均は正確なところは分かりませんが、感覚的には450万円前後ではないかと思います。週5回勤務で夜勤待機がない（オンコール担当ではない）場合でも平均400万円前後でしょうか。このように、訪問看護師の給与水準が高い背景は、第一章でお話しした国策が関係してきます。国は2025年までに在宅医療を受ける患者数を引き上げたいと考えています。それに伴い、在宅医療に従事する専門家を大量に必要としているのです。ですから、訪問看護は保険点数も高く設定され、医師や訪問看護ステーションへの報酬も高く設定されています。ゆえに訪問看護師は給与面で優遇されているのです。

専門職ですから当たり前といえば当たり前なのですが、看護業界ではなぜか「仕事はお金ではない」「ベースアップを積極的に望むのは下品だ」という暗黙の了解があります。いわゆる「聖職」と考えられる部分から来る発想なのでしょう。しかし、私はその考えは間違っていると思います。給与の高さはその人の仕事を認めること、頑張って仕事をした人には正当に給与を与えるべきです。もっと言うなら「自分は頑張った」と自覚する人がベースアップを要求できるような雰囲気作りも大事だと考えます。また、これからの期待度としても給与は換算されるべきでしょう。

その考えを具現化するために、私のステーションでは給与体制を曖昧にせず、シンプルに計算できるようにしました。最初に決めたのが、基本給が全員一緒ということ。若い人も年を重ねた人も、経験者も基本給は一律70時間勤務して25万円に設定しました。これをベースとして、それ以上働いた人はインセンティブとして、件数単価を1時間につき4000円（平日）～5000円（土日）プラスしています。訪問看護の仕事は、患者と1対1で接して看護を続けるので、病院勤務とは異なり、仕事ができる人、仕事を頑張っている人ほど「指名」が増える仕事でもあります。自分の努力が直に給与に結びつけば、信頼され、指名される看護師になるために、何が必要かを自然と考えるようになるようです。ある看護師は精神科の患者に特化したいと、（精神科看護に義務付けられている）3日間の研修を受けました。同様に専門看護師や特定看護師の資格を取得する人もいます。

また、患者やその家族が安心できるために自分は何ができるか、を常に考えるようにもなります。

訪問看護師はステーションに所属していても、個人がたつ仕事。訪問看護師として、人間として自分を磨き続けた人が、認められ、求められる仕事です。そして、そうした実力ある魅力的な看護師が増えることがステーションの発展にもつながります。そのための分かりやすいオープンな給与体制を構築することが、私たち経営者にできる最大の仕事です。訪問看護ステーションは、元看護師や元医療従事者が経営することが少なくなく、その場合、前述した「聖職」志向が勝ってしまい、給与体制が曖昧になってしまう場合もあります。せっかく国から優遇される制度を享受しているのですから、インセンティブ制度などを採用して、より魅力的な職業に成長させることが経営者の責務だと思います。

ターミナルケアは訪問看護の大切な役割

ターミナルケアとは「終末期医療」「終末期看護」のことで、余命がわずかな患者に対して積極的な延命治療は施さず、痛みや吐き気などそれぞれの症状に合わせた苦痛の緩和を施す医療の選択です。患者とその家族が「これ以上の治療はしない」と決め、心身の苦痛緩和を目的としたケアや看護をすると合意したとき、ターミナル期が始まります。

とはいえ、理屈では分かっていても、患者や家族は気持ちのうえでその状況を完全に受け止められないケースがほとんどです。「説明は受けたけれど、少し休んでまた治療をするのだと思っていた」「治療をしなくても、こんなに早くお迎えが来てしまうとは思ってもみなかった」など、患者もその家族も戸惑うケースを何度も見てきました。私はそんなとき、皆さんの気持ちを聞いて「皆さんが頑張ってこられたことを知っていますよ。よく頑張りましたね」と気持ちに寄り添うようにしています。

命の最期を宣告されても生きることを諦めず、医師も驚くほどの回復力をみせる患者もいる一方で、想像以上に早く息を引き取る患者もいます。ときに〝底知れぬ生命力〟を感じ、ときに〝約束されていない明日〟に考えさせられます。患者がどんな状態にあったとしても、少しでも命に可能性がある限り、最期の一瞬まで患者と共に生命力を信じたい、そんな気持ちでターミナル期の患者と向き合っています。

さて、ターミナルケアは、ホスピスや病院、老人医療施設などでも実践できますし、私たち訪問看護師が自宅で行うケースもあります。在宅医療の場合は、医師のプランのもとで患者の状態に鑑み「前期」「中期」「後期」「死亡直前期」の4段階に分けて、訪問看護師が痛みや吐き気などの苦痛を緩和するケアを行います。それぞれの段階で看護の方法は変化しますが、全ての段階を通して、医師の診療計画に沿って治療・症状緩和を施します。

具体的には、

①訪問介護士と連携して「異常の早期発見」に努め、訪問時のバイタルサインを医師や介護士などと共有できるよう徹底する。

②身体的苦痛緩和と安楽に配慮すべく、ベッドマットの種類変更や体位交換方法、頻度などを検討、マッサージなどを実施する。

③清潔が保たれるよう口腔ケア・整髪・髭剃りなど、整容サービスを提供する。

などを行います。また患者の容体は時期により変化します。

症状の変化が月単位で、苦痛が緩和されていれば日常生活はかなり安定している「前期」は、予測されるＡＤＬ（日常生活動作）の変化に備えて身辺整理や看取りの場の再確認を行い、家族とのコミュニケーションを深めてチームワークを高めます。また、自宅に点滴やその他の医療器具を持ち込み看護ができる環境を作り、家族がいる場合は、その協力を得ます。医療従事者ではない患者の家族が、医療器具の使用法を理解できるよう、分かりやすい平易な言葉で説明をすることが望まれます。家族に対して最も大事なことは、「24時間いつでも困ったときは連絡してくださいね」とフォローすること。家族は終末期の患者がそばにいることに充実感を感じると同時に「何かあったらどうしよう」という不安を抱えています。私たちが「いつでもそばにいますよ」と伝えることで、安心感はずいぶんと変わります。

続いて、症状の変化が週単位になり、日常生活の自立度が急速に低下することが多い「中期」には、病状の変化に留意しつつ、状況悪化による患者の精神的苦痛をケアすることに注視します。さらに家族の介護疲れが出てくる時期には、丁寧な心のケアが必要です。

症状が日単位で変化する「後期」には、患者は横になっている時間が長くなり、看護師は医師、ケアマネージャー、訪問介護士などと連携して、患者が過ごしやすい環境作りに努めます。

「死亡直前期」に入ると、症状は時間単位で変化します。意識状態は清明とは言い難いことも多くなりますが、最期まで人格を持った人間として接することが大切です。呼吸状態や意識レベル、脈拍などの容体観察を充分に行い、家族へは呼吸や皮膚の変化など死亡直前の症状を説明します。本人と家族にとってかけがえのない豊かな時間になるよう、医療従事者・看護従事者全員で協力して配慮を重ねます。家族へ状態変化を丁寧に説明するのはもちろん、患者の聴覚は最期まで保たれるので、家族か私たちが枕元で手を握り、声をかけ患者が安心するように努めます。そして最期のとき――死亡前48時間から死亡確認までは患者の体に以下の症状が認められます。

①呼びかけにも反応が少なくなってくる
②脈拍の緊張が弱くなる
③血圧低下

④四肢冷感
⑤冷や汗の出現
⑥顔面にチアノーゼが出現し、顔の相が変わる
⑦唾液や分泌物が咽頭、喉頭に貯蓄し、呼吸時にゴロ音が出現する（死前喘鳴）
⑧身の置き所がないかのように四肢や顔をばたばたさせるようになる

こうした患者の変化を正しく見極めて、医師へ報告。家族にも容体観察をお願いしながら落ち着いて迅速な対応をします。この時点で家族に不安感を与えるのは厳禁。あくまでも医療の専門家として冷静に看護を続けます。

こうした状況を経て医師が（場合によっては看護師が）「死亡確認」をすると、医師は死亡診断書に記入し、私たちは患者と家族の時間を作ります。体はすぐに硬くなることはないので、満足いくまで別れの時間を過ごしてもらいます。まだ見舞われていない家族や親族がいる場合は到着を待ち、エンゼルケア（死後処置と清拭や死に化粧など）実施時間を確認します。患者によって長短はありますが、こうした一連のターミナル看護を患者は

もちろん、家族の心と寄り添って充実した時間になるようフォローするのが看護師の仕事です。

ターミナルケア全般を通して注意しなければいけないのは、患者の家族は私たちとともにターミナルケアをする一員であると共に、ケアを受けるべき存在でもあるという事実です。大切な家族を看取ることは、それぞれの心に深い思いを残します。残された時間を悔いなく看護できたとしても、「もっと自分にできることがあったのではないか」と自らを責めたり、最期のときを心安らかに過ごしたいと思いつつ、心身ともに疲弊して看護を投げ出したくなることに自己嫌悪する家族の方々を何組も見てきました。そして、最期のお別れは、残された時間を充実して過ごしていたとしても、心に衝撃を受けてしまいます。私たちは患者はもちろん、「大切な家族の死を受け入れることに向き合う」患者の家族のデリケートな気持ちに寄り添い、支え、導くように教育を受けています。家族の心にどう寄り添うか、また、最期の時と分かっていても希望を棄てられない家族の心をどうケアするか。死へのプロセスを時間単位、週単位、月単位で分かりやすく説明し、死を受容して来る日を不安なく迎えられるよう、家族の心身のケアをするのも私たちの仕事です。

また、最近ではご家族がいない患者や、遠方で離れて暮らしている、あるいは暮らしているのは近所でも気持ち的に離れてしまっているなど、患者によってさまざまな家族背景があります。まさに千差万別で、そのつど、状況を考慮して最期の時間を少しでも健やかに過ごしてもらう手助けをします。

さらには、在宅ターミナルケアの場合、私たちも少なからず心に衝撃を受けてしまいます。特に在宅医療では、患者と密に接するので、病院や施設で看護をする以上に患者の死が胸に迫ってきます。「死」に慣れていない新人の在宅看護師ならなおさらです。「悲しい」という素直な気持ちはもちろん「(患者の死が)怖い」という恐怖心が立ってしまう場合もあります。新人がターミナルケアの担当になる場合、ターミナルケアが始まった当初はひとりで担当し、死期が近づいた頃からベテランの看護師と組んで仕事をするというシフトを取る場合が多いようです。いずれにしても、看護師である以上、患者の死から目を背けることはできません。死に対して慣れてしまうのは論外ですが、患者の死を受け入れるためにもターミナルケアのキャリアを重ねることは必須です。〝経験〟は私たち看護師を成長させる何よりの宝です。

ところで、死期が迫ってくると患者の容体の急変に家族が対応することが難しくなります。その場合は主治医の指示のもと、24時間体制で私たちがそばにつくケースもあります。ターミナルケアの場合、通常の在宅医療に増してチームで動きます。医師、ソーシャルワーカー、ケアマネージャー、家族、介護士、看護師らがより充実した患者の最期に向かって専門性を発揮し、ケアを続けます。個人で動くのではなく、チームで動いているという認識を忘れずに看護に取り組みたいものです。

最近は、難病や末期がんなどの患者と家族に、自宅での看取りを勧めることが多くなってきています。背景には、住み慣れた環境で家族と充実した最期のときを過ごして欲しいという考えがありますが、実際にはいまだハードルが高いのが在宅看取りです。国が推進し、患者や家族も在宅でのターミナルケアを希望する傾向にあるのなら、訪問看護師はより技術や精神を磨き、「在宅で最期を迎えて良かった」と患者や家族が思えるよう努力しなければいけません。訪問看護師にはさまざまなやりがいがありますが、ターミナルケアはその最たるものかもしれません。

訪問看護師は本来の看護の意義が詰まった仕事

ここまで訪問看護師の仕事について説明をしてきましたが、2017年12月のレバレジーズが行った「訪問看護の仕事に関する実態調査」によると、看護師男女957名のうち訪問看護師に「興味がある」「やや興味がある」と答えた人は32・7％という結果でした。一方、「興味がない」「あまり興味がない」は67・3％と「興味がある」「やや興味がある」の2倍以上の数字になっています。また、「訪問看護師として働いてみたい」人も23・5％にとどまっています。現在看護師をする8割弱が訪問看護師になりたくないという結果は、とても残念です。

その理由を見てみると「医師や介護士など周りに頼れる人がいないので、すべてのことを自分で判断して行わなければいけない。失敗したらどうしようと思う」「急変時の対応が不安」「病院とは違うシステムで未経験だから」など、経験不足やスキル不足を理由にする人が目立ったようです。また、「記録や報告書や計画書が大変で残業が多くなりそう」「何件回るのか？　ノルマありか？　件数でお金が決まるのか？」といった業務内容や待遇面を正しく理解していないことから起こる不安も多かったと言います。そして「知らない家に行くこと」「患者や家族との関係」に不安を抱いている人もいるようです。

確かに、訪問看護師の仕事は簡単なものではありません。基本は患者と1対1で接し、看護をするので、大勢で大勢の患者を担当する病院などに比べると、より強いプレッシャーを感じるかもしれません。実際、確かな看護の知識はもちろん、判断力やコミュニケーション能力、調整力などいわゆる人間力が必要な職業です。言い方を変えれば、だからこそ、やりがいがある職業と言えます。

私が20年以上、訪問看護師を続けて心から感じるのは、「看護師を目指す以上、必ず一度は訪問看護師を経験したほうがいい」ということ。なぜなら、訪問看護師の仕事には、本来の「看護」の意義が詰まっているからです。マンツーマンで患者を看護できる環境には、病院や施設では体験できない充実感があります。これは私の主観ですが、訪問看護師を1年経験することは、ほかの施設で同じ時間、看護師として働く倍以上の「看護」の意味を知ることになるのではないかと感じます。実際、私のステーションに所属する看護師たちはいつも笑顔。その笑顔は仕事の充実感からくるものです。訪問看護師を経験することで、看護師のスキルとして重要な判断力やコミュニケーション能力は間違いなくアップします。

もちろん、難しい部分も多い仕事なので、同業者の中には「ある程度、看護師としての基本的なキャリア、人間としてのキャリアを経てから最後にたどり着くのが訪問看護師、という流れがいいと思う」という人も少なくありませんが、私は看護師になったら、まず訪問看護師を経験して、正しく看護の本来の意味を知ってから、それぞれの進路を考えるほうがいいと感じています。もっと言うなら、資格を取得後、まずは訪問看護師になり、その後、病院やクリニックや施設などさまざまなフィールドで経験を重ねて、最後には訪問看護師としてキャリアを終える（あるいは生涯、看護師を続ける）――この流れが理想的だと思います。

ファーストステップで、マンツーマンの訪問看護を経験し、看護本来の意味を大枠でつかんだ後に病院や施設などで仕事をすると、訪問看護師とそれ以外の看護師の違いがはっきりと分かるはずです。

誤解をしてほしくないのは、病院や施設などの勤務看護師と訪問看護師、どちらがいいという話ではなく、双方を経験して、自分にとってどちらが向いているか、やりがいがあるかを選択すればいいと思っています。訪問看護師は、人生経験が活かされる仕事です。看護師としての経験はもちろん、人間としての経験を活かせる仕事なのです。実際、結婚・出産などを機に一度看護師を休んだ人が再び訪問看護師として再就職し、活躍しているケースも少なくありません。一度看護師のキャリアを中断して人生経験を積んだ人には、人間としてのキャリアを積んだ分、訪問看護師にやりがいを感じる人が多いように思います。

いずれにせよ、今後、訪問看護師がもっと必要とされる時代が始まります。訪問看護の仕事の内容や収入を含めた条件、仕事としてのメリット（やりがいの大きさ、報酬の良さ、時間の自由さなど）とデメリット（患者やその家族との関係維持、訪問先の環境の良し悪しなど）を正しく理解したうえで、訪問看護師になろうと思う人がもっと増えることを祈ります。

コラム MY STORY②

総合病院で働きながら、スナックでバイトをする日々

高校から専攻科へ、5年間看護の勉強をして、同じ学校の生徒は16人だったと思いますが、みんなで東京と横浜の大病院に来たんです。しかも奨学金付き。記憶が曖昧なのですが、その額はひとり100万円強ずつくらいいただいた気がします。本格的に看護師を目指していたわけではありませんが、気づけば看護師になって、それなりにその気になっていました。岩手の田舎から出てきて、都会にも、仕事にも緊張していましたが、病院の方々は優しくて、私は仕事を覚えようと必死でした。

そんなある日、一緒に働いている看護師さんが相談を持ち掛けてきたんです。彼女の友達がスナックで働いていて、その人が1週間北海道に旅行に行くから、彼女の代わりに1週間だけスナックで働ける人を探さなければいけない……。いまだったら、「本人が探せ

ばいいじゃない」と一蹴するところですが、私たちは若くて田舎者、つまりは情に厚くて、探せないなら私たちがするしかないね、ということに。

それでも、みんな夜勤があるので事務員さんや看護助手さんや看護師さんなど、どうにか6人を集めて、それぞれ1日ずつピンチヒッターをすることにしました。正直、スナックで働くなんて初めての経験で、ちょっと面白いかもという気持ちもあったんです。ところが、北海道に旅行に行くだけだったはずの友達の友達が戻ってこない。店長に頼まれて、結局みんなでバイトを継続しました。深く考えずに言われるがままに働き続けていた感じです。

昼間は病院で仕事して夜勤のない日に週1回、8時頃から11時か12時まで。夜、お店に出るような洋服もないから、ダッサい服を着て、接客にもまったく慣れていませんでした。

お客さんに「マドラーちょうだい」って言われてもマドラーの意味が分からずに「マドラーってなんですか?」。説明されて「あぁ、分かった! かますヤツだ! (店長に向かって) かますのくださ~い!」と言う始末。私の田舎では「かます=かき混ぜる」という意味なんです。それを聞いたお客さんに大爆笑されて「かますぅ～？　お前どこの生まれだ？」と言われたりして。あとから知ったのですが、横浜では「かます」は「女のコをかます」＝「女のコをひっかける」というように使うらしく、爆笑の意味にも納得です。

私たち以外はキレイなあか抜けたお姉さん。私たち6人は入れ代わり立ち代わり毎日ひとりずつ店に入るんですが、完全に浮いていて。結局、看護師との両立が難しいと1カ月で解放、というか、店長はそう言いませんでしたが、いま思えばクビだったんだと思います。それなりに勉強にもなりました。こういう世界があるんだな、と知ることができたし、対人関係も学びました。どんなに偉い人でもお酒を飲むと崩れるんだなぁと思ったり、怖そうな人も実は優しかったりして、お客さんみんな人間味があるなぁと思ったり。

実はそのバイト先で主人に会ったんです。主人の会社の職員さんがお客様でいらしていてゴルフの話に。社交辞令で「私もゴルフしてみたいです」ってぎこちなく言ったら、それを覚えていてくれて、主人を連れてきてくれた。彼は秋田出身で親近感を持ってくれたんじゃないですか、ゴルフに連れて行ってくれたんです。ゴルフ場に着くまでに、大きな携帯電話で話をしていてね。「社長なんだなぁ」と思ったこと、覚えています。

今だったら、責任ある看護師の仕事をしていて夜、ダブルワークするなんて！　と言われるところでしょうが、あの頃はなんにも分からなかった。もちろん、まじめに看護師の仕事だけをしている同僚がほとんどで、だから、私は言ってみれば落ちこぼれ。かっこよく言えばアウトロー？　ちょっと変わり種なんです。

［第3章］

医師、理学療法士、作業療法士……多職種連携でケアの幅を広げる

訪問看護師は他職種と協力する仕事

訪問看護ステーションに所属するのは訪問看護師だけではありません。保健師や助産師、理学療法士や作業療法士、言語聴覚士などもステーションに所属するケースがあります。実際、私の経営する4カ所のステーションには理学療法士26人と作業療法士6人、言語聴覚士2人が正社員として所属しています。看護師は43人です。すべてのステーションで考えるとかなりの数字になります。

訪問看護が始まると、さまざまな専門職がチームを組んでひとりの利用者のケアにあたります。訪問看護ステーションに所属する専門職以外にも、医師、薬剤師、ヘルパー、ケアマネージャー、ソーシャルワーカー、福祉用具業者などが、それぞれの専門的な観点から利用者をとらえ、目標を達成するための支援を行うのです。

とはいえ、実際には、こうしたさまざまな専門職が訪問看護ステーションに所属するケースは稀で、それぞれさまざまな団体に所属をしています。いい看護や介護をするためには、所属する組織が異なるなか、専門職間の理解とチームワークが必須なのです。

ところが、実際には訪問先での他職種間の連携がうまくいかないケースが多々見られます。他職種の協力体制が出来ている私のステーションを見て、他のステーションの方から「どうして、看護師とリハビリのスタッフが仲良く仕事ができているの？」と聞かれることも少なくありません。背景には、他職種の人がどんなことをしているのかよく分からないという、仕事に対する理解不足ゆえの誤解（「看護について分からないくせに」などのマイナスな思いや、どの職種が看護の中心になるかの精神的な争いなど）とそれぞれの職種のプライドのぶつかり合いがあります。

たとえば、看護師業界が非常に閉塞的で特権意識が高い人が多いことは前述しました。そもそも看護師には「訪問看護を仕切るのは医者と看護師」という考え方が強く、自己顕示欲の強い看護師の場合は「担当医はたまにしか訪問先に訪れないし、結局、看護のすべてを担っているのは私」と勘違いをしているケースもあります。ゆえに、他職種のスタッフを自分より下に見てしまうことがあるのです。

対する他職種の専門家にもプライドがあります。たとえばリハビリについてなら、明らかに看護師より理学療法士や作業療法士、言語聴覚士などのほうが知識も経験も豊富ですから、専門家とは言えない看護師に、さまざまな指示を出されれば気持ちがいいわけはありません。逆に、理学療法士や作業療法士、言語聴覚士が看護師の仕事について口を出す場合も、看護師は同様な気持ちになるでしょう。介護現場で時折、看護師VS理学療法士、作業療法士、言語聴覚士の争い（目には見えない精神的な争いも含めて）が見られるのはこうした気持ちのもつれが原因です。

同様に看護師VS介護士の争いも目立ちます。看護師は医療のスペシャリストとして現場に向かいますが、看護師よりも長時間、患者と向き合う介護士のほうが患者の細かな健康状態、精神状態を知っている場合があります。ゆえに介護士が看護師に対して「私たちのほうが患者のことを知っているのに現場で偉そうにして」と不満に思ったり、看護師が介護士に対して「医療の専門家ではないのに、看護について口出しをして」と感じたりするのです。恥ずかしい話ですが、一部の看護師の中には介護士を「お手伝いさん扱い」している人もいます。そうした空気が患者やその家族にも伝わって、患者サイドが看護師と介護士との差別を助長させてしまうケースもあります。

私はこのようなつまらないプライドの張り合いは今すぐにやめるべきだと、強く考えています。私たちがすべきことは、患者が安心して自宅療養ができる環境をみんなで作ること。訪問するスタッフがいがみあっていては患者もその家族も安心して看護や介護を任せる気にはなりません。優れた在宅看護のために訪問看護師がまず知らなければいけない事実は「自分ひとりでは看護はできない」ということ。ひとりで訪問先を訪ねることが多い訪問看護師ですが、その背景にはさまざまな専門職の人々が共に看護をし、同じ気持ちで患者に向かっていることを忘れてはいけません。

在宅看護で大事なことは、さまざまなスペシャリストが同じ方向を向いて、チームで協力して患者を支援することです。そのために、まずは看護師以外の専門家がどのような仕事をしているかを正しく理解すること。そのうえで、互いに尊重しあい情報を共有し、ベストを尽くすこと。看護師は患者に向かうチームのひとり。そう自覚できれば、おのずと看護の方法も変わってくるはずです。

この仕事を続けているとつくづく思うのですが、仕事ができる人ほど、他業種を尊重し、上手に協力体制を作り上げています。実際、他業種のプロから学ぶことは山ほどあるのです。看護のプロであっても、リハビリや介護道具のことなど、知らないことはたくさんあります。他業種に教えてもらって、なるほど、と納得することも多く、いいことはどんどん日々の看護に取り入れ、任せるべきことは相手を信頼して任せる、それがチームで動く訪問看護の基本です。

この業界に限らず全てのことにつながりますが、〝実るほど頭《こうべ》を垂れる稲穂かな〟という精神こそが、良質な看護を提供できると確信します。私自身もそうありたい、とつねづね願っています。そうした観点から、次の項以降は、良き訪問看護師になるために、訪問看護に携わる看護師以外の職種について説明します。訪問看護師を目指すなら、あるいは、訪問看護の仕事を知るうえで、訪問看護に携わるすべての職種について知っておくべきです。

主に身体機能面のリハビリの専門家「理学療法士」

理学療法士は、病気やケガ、老化、過度の運動などが原因で身体機能に障害を持った患者に対して、理学療法を用いて基本的な運動能力の回復を図るリハビリテーションの専門家です。筋力の増強や関節の動きを調整する「運動療法」、温熱や電気を使った「物理療法」のほか、姿勢の矯正や歩行などの生活習慣の改善や指導を医学的観点から行うこともあります。

一緒に仕事をしてさすがだな、と思ったことが何度もあります。たとえば、歩行訓練をする患者さんを見て「左右の脚の長さが違うので靴の高さを左右で少し変えるといい」と言ってくれたりします。実際その通りで、指示通りに靴を変えただけで劇的にリハビリの効率が上がりました。そういうことが私たち看護師には分からない。理学療法士のアドバイスが患者の回復に有益なのです。

4年制大学、3年制短期大学、専門学校（4年制・3年制）など、指定の養成施設や学校で3年以上の専門知識と技術を習得すれば、卒業と同時に国家試験の受験資格が与えられます。就学期間中には、リハビリ施設での臨床実習が必須です。国家試験は「一般問題」と「実地試験」からなる「筆記試験」と「口述・実技試験」によって行われ、ここ数年の合格率は70～90％台を推移しています。

担当する患者は、訪問看護師同様に0歳から100歳と幅広く、最近の傾向としては、高齢化にともない高齢者に向けたリハビリと子供のリハビリが急増していること。病院や施設が主な活躍の場ですが、訪問看護の現場でも「自宅でリハビリをしたい」という患者が増え、現在は訪問看護には欠かせない職業のひとつになっています。医師や看護師に患者の健康状態を確認しながら、目標を設定し、リハビリプランをたてます。

難しいのは、運動機能をもとに戻すためにさまざまなリハビリのアプローチをしても、受け入れてくれない患者もいること。まずは患者の状態や目標、性格や嗜好などをコミュニケーションの中で正しく探ることが大事ですが、当初のリハビリプランが受け入れられない場合は、他のプランを考えて再度アプローチします。

訪問看護は患者ファースト。うまくいかない場合は、根気強く何度でもプランを練り直します。患者がなにを求めているのか。「自分の力で歩けるようになりたい」「生活全般を自分の力でできるようになりたい」など、患者の希望を正しく理解して、気持ちを盛り上げながら回復に導くのです。

また、すべての患者がリハビリによって向上できるわけではなく、頑張ってもだんだんとリハビリができなくなってしまう病状の人もいます。看護師と共に的確な状況判断をして、その人のペースに合わせたリハビリプランを提案することが大事です。

リハビリという言葉は「re」(再び、戻す)と「habilis」(適した、相応しい)という2つの言葉から成り立っています。つまり「それぞれがその人らしく再び生きていくために」という意味です。この言葉は看護の理念にも通じます。理学療法士は、患者一人ひとりの身体機能の再生を促し、身体機能を健康にすることで、精神面の回復も促していきます。

安全に自立した生活を送るためのリハビリの専門家「作業療法士」

作業療法士は、患者が自分らしくより良い生活を送るために必要な身体機能・高次脳機能の改善と維持を行う専門家です。

4年制大学、3年制短期大学、専門学校など、指定の養成施設や学校で3年以上の専門知識と技術を習得すれば、卒業と同時に国家試験の受験資格が与えられます。国家試験は「一般問題」と「実地試験」からなる「筆記試験」によって行われ、ここ数年の合格率は

80％以上を推移しています。

理学療法士が身体機能に特化してアプローチするのに対して、作業療法士は生活面での行動改善を考えます。たとえば、家の中での歩行、起居動作、更衣、トイレ動作、入浴動作、食事、家事などの生活動作をチェックし、できないことはできる範囲で改善して、より安全に自立した生活を送れるようにリハビリをプランニング、実施します。その過程で、患者の現段階の能力で動作を行うために自助具や福祉用具が必要と判断した場合は、作成や導入を図ることもあります。

たとえば、箸を使って食べることが難しい、でもいつかはまた箸を使って食事をしたいという患者がいた場合、最初は使いやすい福祉用具のスプーンからはじめて、だんだんと手や指の動きを回復させ、最終的には箸にたどり着くようにする、という具合です。こうした患者の状態に応じて使う福祉道具については、私はまず作業療法士さんに教えを請います。道具は日々進化していて、最もふさわしいものをすぐに教えてくれるからです。

福祉道具を必要に応じてリハビリに取り入れることともうひとつ、リハビリ手段としては、起き上がる、座る、歩く、洋服を脱ぎ着する、ズボンや下着を下ろすなど生活上の動きを介助しつつ積極的に行うことも基本です。また、お手玉や風船、ボールやカードなどを用いたレクリエーション要素のある活動や手工芸などの作業を用いて、身体機能・高次脳機能に働きかけるアプローチもあります。折り紙をしたり、塗り絵など楽しみながら、機能を回復する方法です。

在宅看護において作業療法士が担当するリハビリが必要な患者は、血管障害により体の動きが悪くなってしまう人や、高齢による体や脳の働きが衰えてしまった人が多くみられます。前向きにリハビリに取り組もうという意欲のある人もいれば、在宅の場合はとくにリハビリに対する意欲が低下してしまっている患者もいます。そうした意欲が低下してしまった患者に対しては時間をかけてコミュニケーションを図りながら、家族や他職種の担当から性格の傾向や興味を持つこと、好きなことなどの情報を得てリハビリに組み込みながら、モチベーションを上げる工夫をします。

話す、聞く、食べる、のスペシャリスト「言語聴覚士」

言語聴覚士は、言語や発声、聴覚や言葉による認知などが損なわれている「コミュニケーション障害」と、食べたり、咀嚼したり、飲み込んだりすることに困難をきたす「摂食・嚥下障害」に対して支援を行う専門家です。医師をはじめ、他の医療関係者と連携を取りながら患者をサポートします。これまでは病院やリハビリ施設が活躍の場でしたが、徐々に在宅介護の場でも求められるようになってきています。

言語聴覚士になるためには、文部科学省や厚生労働省が指定する養成所で学び、定められたカリキュラムを修了した後、国家試験の受験資格が与えられます。国家試験は「一般問題」と「実地試験」からなる「筆記試験」によって行われ、ここ数年の合格率は65％超から80％近くを推移しています。

人とコミュニケーションを取ることや食べることとは、人間の最大の楽しみと言ってもいいかもしれません。このふたつを失った人生を考えると、とても味気なく感じます。そんな障害を持った患者を相手にしていることを自覚して、障害の困難の原因がどこにあるのかを調べて、丁寧にリハビリのアプローチを続けます。それに応じて、必要な機能や代わりとなる手段の獲得を目指します。

言語聴覚士が支援する障害は大きく分けると3つ。ひとつめが「言葉の障害」です。「言葉の障害」は以下が代表的な障害になります。

①認知や感情、言語をつかさどる脳機能の障害による高次脳機能障害のひとつで、病気や事故が原因で、言葉を理解する、読む、聞く、書くなどが失われる失語症です。

②「言語発達遅滞」は子供に多く見られます。幼い頃、自閉症や知的障害など発達障害が原因となり、言葉やコミュニケーションが同年代の子供たちより遅れてしまいます。

③最後に「声や発音の障害」。これは、声の高さや速さ、大きさやイントネーションに異常がある、掠《かす》れがみられる、吃音、声が出ないなどの音声障害や正しく発音ができにくい構音障害などさまざまです。

ふたつめは「聞こえの障害」（聴覚障害）です。

生まれつき耳の聞こえが悪い場合は、言葉の習得が遅れてしまうケースがあります。その場合は「言葉の障害」としてのアプローチもありますし、点字や手話など言葉以外のコミュニケーション手段を教えます。病気やけがが原因の場合はその原因を考慮しながらリハビリをします。また、訪問看護で多いのが高齢者の難聴。補聴器などのケアを中心にアプローチを重ねます。

最後は「食べる機能の障害」（摂食・嚥下障害）です。脳卒中やがんなどの病気や外傷、加齢などにより、食べ物を咀嚼したり飲み込んだりすることが困難になる障害です。うまく飲み込めずにむせてしまったり、食べ物が器官に入って肺炎を起こすこともあります。在宅看護の場合、高齢者に多く見られる誤嚥性肺炎のケアをすることが多くなります。また、脳性麻痺や知的障害などにより起こる場合もあります。

以上が言語聴覚士の支援する障害ですが、障害ごとに行われる機能訓練は、専門家でなければ分からない特別なプログラムです。

訪問看護の大切なパートナー「訪問介護士」

ホームヘルパーとも称される訪問介護士は、訪問看護の主役と言ってもいい仕事です。

自宅で暮らす要介護者の日常生活の介助を行います。主に行うサービスは、

①排泄、食事、着替え介助、入浴など直接身体に触れて行う身体的介助とそれに伴う準備と片付け。この中に治療食や流動食の調理も含まれます。

②掃除、洗濯、調理、買い物などの家事援助や薬の受け取りなど、体に直接触れない生活援助。身の回りのお世話を行います。

③車を運転し、患者を病院に連れていき、病院内の移動や受診手続きを介助します。

の3つです。

どれも大切な仕事ですが、②の家事介助が家政婦やお手伝いさんと混同されてしまうことがあります。分かりにくいのですが、訪問介護の目的は「要介護者の普段の暮らしをサポートすること」。日常生活に関わる家事は補助しますが、大掃除や草刈り、お客様用の食事作りや窓ふきなど、大掛かりな特別感のある家事は担当しません。また、訪問介護士は要介護の認定を受けた人に対する介護をする仕事。同居する家族がいても、食事などは作りません。患者の自立支援を目指して、在宅介護を支えるプロフェッショナルと考えてください。

訪問介護士になるためには、介護の資格を取得しなければいけません。

介護初心者なら130時間の基礎知識・倫理・実務を学び、試験に合格すると「介護職員初任者研修」の資格を得ることが出来ます。受講資格は16歳以上。これがかつてのホームヘルパー2級に相当する資格で、専門学校などで受講できます。また、基本的な介護提供能力の習得に加え、医療的ケアに関する知識や技能の習得が目的となる「実務者研修」は、かつてのホームヘルパー1級や介護職員基礎研修に相当する資格です。こちらは3年以上の介護士としての実務経験を経た後、450時間の受講で知識・倫理・実務を学びます。

さらには、ここまでは民間の資格ですが、国家資格としては「介護福祉士」があります。介護を行う資格の中で最上級のこの資格取得には複数のルートがありますので、社会福祉振興・試験センターのホームページ等を参照してください。

また、資格取得をする前に施設に所属しながら資格を取得するケースもあります。施設によっては、資格取得の費用を援助してくれる場合もあるので、募集要項をチェックしてみるといいでしょう。

このように在宅看護において重要な役割をする介護士ですが、看護師との違いが分かりにくい職業でもあります。分かりやすくいうと、医療の部分を抜いたものはすべて介護士が担当すること。看護師は家事などは担えません。ですから、介護士と看護師がいて、はじめて充実した在宅看護ができるともいえるかもしれません。

「ケアマネージャー」「ソーシャルワーカー」はチームの要

訪問看護において要的な役割を担うのが、ケアマネージャー（介護支援専門員）とソーシャルワーカー（社会福祉士）です。彼らは訪問看護に関わるすべての職業の人々をまとめ、精神的な面も含めてケアする非常に重要なポストです。もちろん、私たちスタッフだけでなく、患者とその家族に心地よい訪問看護が与えられるよう、カウンセリングをし、その希望を現場に伝えます。ケアマネージャーとソーシャルワーカーは担う仕事は非常に近いのですが、その内容については若干の違いがあるので、それぞれの仕事について、具体的に紹介しましょう。

ケアマネージャーは、患者とその家族と面談をして、患者の状態を正しく判断し、要介護度（あるいは症状）を申請。それぞれに相応しい訪問看護などを受けられるように、訪問看護師や介護士、理学療法士や作業療法士などを手配します。患者とその家族はもちろん、専門職それぞれと連絡を取り合って、チームワーク良く活動してもらうためにアドバイスをしたり、場合によってはチーム編成を変えるのもケアマネージャーの仕事です。訪問看護のプロデューサーと言っていいかもしれません。

ケアマネージャーになるためには、受験資格をクリアしなければいけません。具体的には、以下の通りです。

①保健師、看護師、准看護師、介護福祉士など国家資格などに基づく業務に通算5年以上、かつ900日以上従事した人

②施設などでの相談援助業務に通算5年以上、かつ900日以上従事した人

受験資格を得た場合は試験を受けますが、合格率は2021年で23・3％と狭き門です。試験に合格をしたら87時間以上の実務研修を体験し（3日間の実習もあり）、介護支援専門員資格登録簿への登録を申請、介護支援専門員証を取得することができます。ケアマ

ネージャーになるには、相応のキャリアと知識が必要なのです。訪問看護師の中にもケアマネージャーの資格を持っている人がいます。看護のプロでケアマネージャーであれば、看護のチームをより充実した形にコーディネートすることもできて有益です。

一方、ソーシャルワーカーは、身体的、精神的、経済的なハンディキャップのある人から相談を受け、日常生活がスムーズに進むように支援を行います。ケアマネージャー同様、他分野の専門職と連携して包括的に支援を進めます。行政や医療機関などと患者とその家族をつなぐ役割も担います。

多機関他職種が関わる在宅医療においては、情報共有が重要です。情報共有に大切なのは、入院あるいは通院をしている病院の各専門職が持っている情報をもれなく在宅医療担当者に伝えること。ソーシャルワーカーが間に入って情報をまとめ伝える必要があります。ソーシャルワーカーは、患者が在宅医療に移行する際に医療関係者への患者の情報収集と提供、患者とその家族には在宅サービスについての説明を、またカンファレンスの設定や自宅環境の確認など多岐にわたる仕事を担当します。

ソーシャルワーカーになるためには、社会福祉士の資格を取得しなければなりません。国家試験を受験するためには、

①大学などで指定科目を履修する

②短大などで指定科目を履修して実務1～2年を経験する

③指定施設で実務を5年以上経験する

という大きく分けて3つの方法があります。

合格率は2021年で29・3％、受験生3人に1人が合格しています。

以上が、訪問看護の要的役割を担う「ケアマネージャー」と「ソーシャルワーカー」の仕事と資格取得方法ですが、2つの仕事の違いが分かりにくいかもしれません。共に異業種を結びつけるという役割は同じですが、ケアマネージャーは基本的に訪問診療に同行せずに患者とその家族とミーティングをし、その都度、介護や看護のプランをたて、それぞれの専門職へ指示するのに対し、ソーシャルワーカーは訪問診療に同行し、診療の中で語られる介護の相談や生活の相談に応じます。診療のたびに更新される膨大な情報の中から、ケアマネージャーや訪問看護師、訪問介護士に役立つ情報を提供します。たとえば、訪問

診療時に患者の皮膚に褥瘡が見られると、ケアマネージャーに「褥瘡予防のマットレスが必要な状態です」と伝える、という具合です。

訪問看護において、非常に重要な2つの仕事が、「ケアマネージャー」と「ソーシャルワーカー」の仕事なのです。彼らの力量ひとつで訪問看護の良し悪しが決まると言っても過言ではありません。

より良い訪問看護のためにわたしたちができること

ここまで看護師以外の訪問看護に携わる専門職について説明してきました。紹介した以外にも、訪問看護には医師や保健師、福祉用具業者などが関わります。

中でも医師は、私たちに看護指示書で看護の誘導をする要です。とはいえ、実際には非常に忙しい場合が多いので、患者の自宅に出向いて診療をすることは少なく、最長6カ月有効な看護指示書すらなかなか提出してもらえない場合もあります。私はそうした先生には「きちんと看護指示書を出してもらえないと看護が回りません」とはっきり言いますが、キャリアの浅い看護師や気の小さい看護師は、そのように言えない人もいます。そうした場合は、ステーションの先輩や上司に相談して指示を仰ぐのが正解。何事にも報告・連絡・相談が大事です。

また、私たち看護師が医師を育てるという側面もあります。たとえば志の高い若い医師であれば、私たち看護師に患者の状況などを相談してくる場合があります。そうした場合は事細かに状況を説明し、自らの意見を言うことも大事です。また、医師の方針が本人の意向に沿っていないと感じた場合は意見を言うこともできるでしょう。本来は医師と看護師もこうして意見を言い合える状態がフェアで、ベストですが、実際にはそうはいかない場合がほとんど。医師は私たち以上にプライドが高いので、高圧的になったり、1を言って10を知れ、という態度で言葉足らずだったりするケースもあります。どの医師と組んで訪問看護をするかで、状況は変わってきますが、医師の性格や癖を知って、上手に対応するのも看護師の腕の見せ所です。

医師に限らずそれぞれの専門職とチームワークを組むために、まずは「それぞれの仕事について知る努力」が必要です。専門家からその分野の情報を聞くことができれば、私たちの知識は広がります。そのうえで、自分ひとりでは看護はできないことを正しく理解することが大事です。そして、何か異業種間でトラブルがあったら、まずは相手の味方になってものを考える。看護師の立場ではなく、介護士や理学療法士の立場になって、自らに批判の目を向けてみる。謙虚であるべき、仕事に対しては真摯であるべきなのです。それくらいのバランス感覚でちょうどいいと私は思っています。

また、私は他職種連合の会合に行くと、まずは看護師以外の施設の方々に挨拶をし、私たちに足りていない部分を聞くようにしています。ただでさえ他業種の人たちに「看護師は敷居が高い」と思われていることが多いので、話しやすい空気を作る努力をします。たとえば「うちのステーションの看護師に何か不手際があったら教えてくださいね」と常々言いますし、不手際を指摘された場合は「そんなことがありましたか。ご迷惑をおかけして申し訳ありません。ご指摘いただき本当にありがとうございます。皆さんにいろいろ教えていただけることが宝になります」という具合です。そうすることで、職種の壁を越えることができ、訪問看護に対する新たな発見を得ることもできるのです。

一般的に他業種の不手際を指摘するのは、避けて通りたいこと。指摘をするより、見て見ぬふりをしたり、陰で不満を言う人のほうが圧倒的に多いと思います。不手際を指摘されたときは、勇気を振り絞って指摘してくれた相手に感謝し、成長のチャンスに変えて欲しいと願っています。

訪問看護師だけではなく、すべての専門職がくだらないプライドを捨て、患者に対してスクラムを組み、それぞれの力を発揮できたときの喜びはこの上ありません。訪問看護の醍醐味と達成感を感じる瞬間でもあります。

コラム　MY STORY③

家庭と仕事の両立のスタート。気づけば訪問看護の世界へ

スナックでのバイト騒動などがありながらも横浜の総合病院の混合科で2年間、看護師として働きました。その頃ちょうど結婚が決まりまして……。何も分からない私を指導して看護師にしてくださって、ここからお礼ができるというときに辞めるのはとても気が引けたのですが、結婚と仕事を両立する自信がなくて、後ろ髪を引かれながらも退職しました。

その後、1年間は専業主婦をしていましたが、少し働きたいな、と、個人病院で週3回パート看護師として働き始めました。神経内科の先生がなさっている老人病院。平成10年、その病院に訪問看護を立ち上げたいという看護師さんが入ってきて、訪問看護ステーションを作ったんです。当時、私は訪問看護のことは何も分からず、知り合いの看護師さんが

バイトしていて「1軒、1時間から1時間半行くと5500円もらえるのよ」と聞いて「すご〜い! たとえば5軒行ったら2万7500円!」とびっくりするくらいの知識しかありませんでした。ところが、そこに人手が足りないからと私が手伝うことに……。

その時、私は2歳、6歳、8歳の子供がいてフルタイムで働くのは難しかったので、午前中の4時間勤務で3日間という契約にさせてもらいました。

実際に訪問看護を担当してみると、新たな発見がたくさんありました。第一に、病院勤務より患者さんに丁寧に看護ができる。患者さんの状況を詳しく知って、どのように看護をすれば回復に近づけるか、患者さんが喜んでくださるか、病院のようにシステマティックに動くのではなく、自分で考えながら看護をするのはとても充実感がありました。

看護師になりたくて勉強をしたわけではなく、看護師としてキャリアを積もうと思っていたわけではないのですが、本当に不思議です、人のためにする仕事、看護の仕事の面白さに目覚めてしまったのかもしれません。

そのうちに、さまざまな理由から正社員の看護師さんたちが辞めてしまって、私が常勤にならないとステーションが訪問看護を続けられない状況になってしまったんです。訪問看護ステーションは常勤換算で2・5人の看護師がいないと経営できません。正社員になることを断ることはできたのですが、断るという選択はありませんでした。もしも私が正社員になることを断ったら、訪問看護ステーションを継続できなくなる、いま担当している患者さんたちはどうなるのだろう。なんとかして訪問看護ステーションを守らなければ。待っている患者さんたちをそのままにしてはいけない、そのことしか頭にありませんでした。

一方で、自分の子供たちの食事は？　学校の行事に参加できないなど、子育てについては悔いが残っています。いま振り返ると、子供たちには寂しい思いをさせたと思いますし、子供たちに何かあると、母親としての自分が至らなかったからだと考えることもあります。人間というのは、後悔をしつつも、「いやいやこれしか方法はなかった」「これで良かったんだ」と自分を納得させながら生きているんだなぁと思います。

［第4章］

どんな人が向いているのか？
訪問看護師になる前に心得るべき
21のこと

訪問看護師に向いている人、向いていない人

ここまで読み進めてくださった皆さんには、訪問看護師の仕事のアウトラインがお分かりいただけたと思います。ここで改めてどんな人が訪問看護師に向いているかを考えてみましょう。

左記に、求められる要素についてそれぞれ□をつけました。当てはまるものをチェックして、自身が訪問看護師に向いているか否かを判断してみてください。半分以上の項目にチェックが入れば〝訪問看護師に向いている〟、3分の2以上にチェックが入れば〝訪問看護師に非常に向いている〟と考えてください。

□コミュニケーション能力の高い人、人と接することが好きな人

訪問看護師は多くの場合、マンツーマンで患者を看護します。患者との関係が病院勤務のように〝多（看護師）〟対〝多（患者）〟ではないので、おのずとコミュニケーションの機会が増えてきます。また、訪問看護では、患者の家族との関係が非常に大切になってき

ます。さまざまな家族がいるなかでどんな家族ともコミュニケーションが取れる能力が必要になってくるのです。

コミュニケーションスキルはどんな人でも経験を重ねるなかで育ってくるものですが、そもそも人と接するのが苦手、コミュニケーションをとるのが苦手という人は向いていません。誤解して欲しくないのは、口下手だったり、人見知りの場合は向いていないとは言えないこと。こうした人の場合、時間を重ねれば会話がスムーズになってきます。口下手や人見知りでも、人と接することが好きであればいいと思います。

また、チームで動くことが必須の在宅医療ですから、他職種の人とのコミュニケーションも求められます。

□お年寄りが好き

患者の年齢は乳幼児から高齢者までと幅が広いのですが、乳幼児や幼児は小児専門の看護師が担当することが多く、全体を通してみると高齢者の患者が圧倒的多数を占めます。逆高齢者を好きな人、おばあちゃんっ子やおじいちゃんっ子は仕事がしやすいでしょう。

に高齢者が苦手な場合は難しいかもしれません。

□手際のいい人、整理整頓が上手な人

1回の訪問看護の時間は30分から1時間。意外と短い時間です。その中でバイタルチェックやカテーテル・在宅酸素・人工呼吸器などの管理、褥瘡や創傷のケア、注射や点滴、服薬管理や指導などさまざまな看護をしたうえに、その日の患者の変化や気持ちに応じた看護をしなければいけません。手際の良さが求められます。

また仕事をスムーズに運ぶためには、道具の整頓は必須。忘れ物は命取りになります。仕事ができる人は整頓上手という事実は訪問看護師にも当てはまります。

□どんな環境にも順応できる人

病院勤務とは異なり、患者の生活環境はさまざま。中には掃除の行き届いていない家やペットを飼っている家、小さな子供がいる家や患者の家族の認知症が始まっている家もあります。ペットなどのアレルギーがある場合はあらかじめステーションに報告をすれば担当からはずしてくれますが、ただ「動物が嫌い」だけでは担当変えの理由にはなりません。どんな環境でもその環境に順応して、速やかに仕事ができることが基本です。

□単独の仕事が好き

集団で仕事をするよりもひとりで動くことが好きな人は訪問看護師向きです。その分、責任は重くなりますが、自分でスケジュールや看護の段取りを決めることができます。何より、病院や施設で勤務する際に感じる同僚との人間関係のわずらわしさからは解放されます。ただし、まったくの単独行動というわけではなく、ステーション内での申し送りやチームを組んでいる他業種のスタッフとの話し合い、主治医との連絡などがあることは覚えておきましょう。

□協調性がある人

「単独の仕事が好き」という項目と矛盾しているように感じるかもしれませんが、単独で動くことが多い訪問看護もチームプレイが大切ということは前章でお話しした通りです。

現場での仕事はひとりで動くことが好き。しかし、専門ではない部分はその道のプロの言葉に耳を傾けられる協調性が求められます。

□人のいいところを見つけられる人

人が好きであれば訪問看護師としては最初の階段を上がったようなものですが、私たちも人間。誰にでも好き・嫌い、合う・合わないはありますから、すべての患者を得意と思えることはありません。しかし、「人のいいところを見つけられる」「人の悪いところに目が行く前にいいところを探そうとできる」人であれば、この仕事に向いています。

□体力がある人

何より大切なのは体力。看護師によって、患者宅への移動は車、徒歩などさまざまですが、多くは日に3～4軒を自転車で訪問します。夏の暑い日、冬の寒い日、風の強い日、雨や雪の日は合羽を着て出かけるのです。患者と向かえば、看護の中で患者の姿勢を変えたり、体を持ち上げる場合もあります。ある程度体力があり、常に健康であることが大切です。

□ターミナルケアに興味がある人

在宅医療で避けて通れないのは患者の死。ターミナルケアは看護師にとって成長を促す体験のひとつです。しかし、同時に仕事と割り切れない心の動揺も生みます。そうしたことを鑑みてもターミナルケアに興味や関心がある人、ターミナルケアに前向きに取り組みたい人が訪問看護師に向いています。

□地域に貢献したいと考えている人

訪問看護はステーションのある地域の患者を担当します。地域の健康を守り、在宅医療の充実を地域の方々に知ってもらうという役割も担っています。地域と密着し、貢献したいという気持ちがあると、より仕事に積極的になれます。

□スケジュール管理を自分でできる人

基本的にひとりで動く訪問看護師は、スケジュール管理も自分ですることが一般的です。スケジュールの管理が雑だったり、努力で補えないほど苦手だったりすると、訪問看護の仕事はできません。

□判断力のある人

訪問看護の現場ではひとりで対応することがほとんどです。すぐに誰かにアドバイスを受けることもできないので、瞬時にいま何が大切なのか、どのような治療が必要なのか、場合によってはステーションや医師に電話をするべきか、など判断力が要求されます。少しのことでパニックになってしまう人は向いていません。さまざまなシーンに落ち着いて判断できる人が求められます。

□とっさの質問や状況にも動じない人

たとえば患者やその家族から予期せぬ質問を受けたとき、患者の状態が急変したときなど、イレギュラーな状態でも動じないで対応できる冷静さと柔軟性が必要です。また、患者やその家族が自分より年上だったり、高圧的だったりする場合もあります。そうした場合にもプロとして冷静な対応が求められます。

□どちらかというとルーティンワークが苦手な人

決められたことを日々丁寧に積み重ねるルーティンタイプの人より、さまざまなことを解決する予定外のことに強い人のほうが訪問看護師向きです。もちろん、ルーティンはおろそかにしてはいけませんが、ピンチをチャンスに変える機転の利いた瞬発力も大切です。バラエティ豊富な体験を愉しめる人が向いています。

□ストレスを溜め込まない人

マンツーマンで看護をするというやりがいのある仕事に充実感を感じていても、意外とストレスは溜まっているもの。ストレスを上手に解消する方法を知っている、ストレス解消が上手な人が訪問看護師向きです。溜まったストレスを早めに解消できる人が○。その意味では、仕事以外に何か打ち込めることを持っている人はいいと思います。

□気分転換の上手な人

「ストレスを溜め込まない」ことと同様、気分転換が上手な人も向いています。患者の状態や家族、家庭環境はそれぞれ違うので、そのつど、気持ちを切り替えなければいけません。また仕事の責任が苦痛になったときなども上手に気分転換ができることがいい看護を生みます。

□前向きで、常に成長しようと考えている人

常に前向きで、好奇心が旺盛。新しいことを恐れずに成長を続けようとするマインドの持ち主が向いています。看護の世界も日々進化しています。それに乗り遅れないよう、勉強を重ねる気持ちがある人がいい訪問看護師に成長します。

□看護が好きな人、人のための仕事に充実感を得られる人

看護師をする以上は至極当たり前のことですが、「看護が好き」「誰かの役に立つことをしたい」という気持ちは大前提です。

以上、訪問看護師に向いている人のリストを並べてみました。あえてリストには加えませんでしたが、「気持ちの優しい人」「医療に興味がある人」「愛がある人」や「人を受け入れることができる人」などは当然の条件です。私たちが訪問する患者はさまざま。時に生活環境が悪い場合や病気のこともあって気持ちが荒れている場合もありますが、そうしたことには関係なく、常に愛を持って患者や家族を受け入れ、どの患者も等しく包み込む包容力が必要です。

訪問看護師になる前に心得るべきこと

さて、実際に訪問看護師として仕事をする際に気を付けるべきことを整理しましょう。

仕事の内容自体は病院や施設勤務の際と大きな違いはありませんが、自宅に伺い、ひとり

の患者につきっきりで看護を行う訪問看護師には、心得るべき点がいくつかあります。

看護について

1　どんなシチュエーションでも速やかに、しかし丁寧に行う

整った病院勤務とは異なり、患者の自宅はさまざま。狭い・広い、暗い・明るい、散らかっている・整っている、真四角・三角・出っ張りが多い……異なる空間で速やかにスムーズに仕事をしなければいけません。どんな場所でも速やかに、丁寧に。これらは、訪問看護師の基本です。

2　家族に分かりやすいように伝える

在宅看護の主役は家族。家族が同居しない独居の患者はその症状にもよりますが、その場合は患者になります。私たち看護師が訪ねられない時間は患者自身や家族が看護を担うことになります。分かりやすい言葉で、誰にでも分かるように、器具の使い方や緊急時の

対応を伝えることが訪問看護師の大事な仕事のひとつです。看護師が分かっていても、家族が分からないような言葉は使わず、平易な言葉で分かりやすい説明を心掛けましょう。

3　看護を受け入れてくれない患者には工夫を重ねる

患者によってはこちらが提案する看護プランを受け入れてくれない人もいます。まずは、なぜ看護プランを受け入れられないかを探り、その理由に応じて主治医と相談のうえで新たなプランを提案します。新プラン提案の場合は看護師の腕の見せ所。患者の性格や状態、環境などを考察して、受け入れてもらいやすい看護法を主治医に提案するのも看護師の仕事の醍醐味です。

4　他業種との連携を忘れない

第三章でもお話ししましたが、ひとりの患者の健やかな在宅生活のために、さまざまな専門職が知恵を絞り、仕事をします。それぞれが補いあって100以上の力を発揮できるよう他業種との連携を忘れないようにします。いつでも「自分以外の専門職の力があってこそ、いい看護が成立する」と考えるくらいでちょうどいいと思います。

5　医師に患者の正しい状況を伝える

主治医と患者を結ぶ役割をするのが看護師です。患者の状況を正しく医師に伝え、医師から定期的に指示書を出してもらいます。そのためには、医師に伝えて欲しいことなどを患者やその家族から聞き取ることも大切です。

6　患者ができることは患者に任せる

看護シーンでは患者をフォローしようとするあまり、患者自身ができることまで看護師がしてしまう場合があります。複雑なことや器具の使用法が難しいこと、間違いやすいことなどは看護師が担当しますが、患者やその家族ができることはきちんと教えて、自分たちでしてもらうことも大切です。これは介護の域になりますが、トイレに行くなども同様。まだ自力でトイレに行くことができる可能性のある患者に、体が楽だからとベッドでの排泄を促しては筋力がどんどん低下してしまいます。看護は患者がより人間らしく自分のペースで生きていけるよう手助けすること。患者ができること、患者の家族ができることは任せて見守る。これが正解です。

7　多くの疾病のケアをする

患者がそれぞれということは疾病もそれぞれ。担当する以上は、患者のさまざまな疾病を常に勉強しておかなければいけません。高齢者の場合はいくつかの疾病が重なり合っていることも少なくなく、また、新たな治療法を模索する患者もいます。訪問看護師が常に勉強を重ね、有益な最新情報を伝えることができないと、いい仕事ができません。

患者と家族について

8　プライベートに踏み込まない

マンツーマンの看護ゆえ、患者やその家族と密に関わる訪問看護師ですが、必要以上にプライベートに踏み込むことは厳禁です。精神的な苦痛を軽減するために話を聞くことは看護の大切な要素ですが、シンパシーを感じ過ぎてプライベートに踏み込むことは看護の域を超えています。私たちは看護師であって、患者やその家族の友達ではないのです。プロとしての節度を保つこともこの仕事の大切なことです。

9　プライベートを他言しない

当たり前のことですが、患者やその家族のプライベートを他言することは厳禁です。看護に関わる場合は上司に伝えること。それ以外を興味本位で他言することは、患者やその家族との信頼関係を失うことにつながります。

10　患者宅の生活習慣や看護方法を批判しない

訪問看護では、それぞれの生活習慣も知らず知らずのうちに見えてしまいます。生活習慣を細かくチェックするような真似は厳禁ですが、意識せずとも見えてしまう部分についても患者やその家族からアドバイスを請われたとき以外は、こちらから言うことはやめましょう。看護の方法についても同様。専門的なことや間違って行っていることについてはアドバイスが必須ですが、それ以外、間違いのないことなら家族の流儀で。特に専門家だからといって「批判」めいたことは言わないことを肝に銘じましょう。

11　食事やお茶はしない

在宅看護ではお茶やお菓子を出してくださる家庭もあります。昼食時や夕方だと「食事をご一緒に」と言われることも。しかし、お茶やお菓子、食事などはしないことが基本です。せっかくの好意を無にするようで気が引ける部分もありますが、「規則で禁じられていますので」と言えばほとんどの患者が納得してくれます。

12　お土産は渡さない、もらわない

同様にお土産もいただかないのが基本。また、「そういえばこの食べ物がお好きだったな」「趣味に使うこれがあると便利だろうな」などの気持ちが働いても、こちらから何かプレゼントを渡すことも禁止されています。

13　頼まれてもお金の管理はしない

患者と信頼関係が生まれ、距離が縮んでくると、看護の合間にお金の話が出てくることが少なくありません。それは患者やその家族が私たちを信頼してくれている証でもあるのですが、プライベートな話に必要以上に踏み込まない、とりわけ、お金の話は非常にデリケートです。相談をされても解決できることではありませんし、頼まれごとをしても叶えてあげられる類のことでもありません。また、誤解を生みかねないことでもありますから、たとえ熱心に頼まれたとしてもお金の管理を引き受けることはしないようにしましょう。また、管理ではなくさまざまな相談ごとでも「規則でご相談には乗れないことになっています」と断ってOKです。その代わりに、社会資源の情報提供ができるように、地域の資源に関する情報収集は欠かさず行いましょう。

14　家族への申し送りは的確に、分かりやすく

在宅医療の場合、患者と最も長く一緒にいるのは家族。家族への申し送りは必須です。その際、「今日の熱は○度でしたが、○度になったら電話してください」「こういった症状

が現れたらこのように対応してください」「普段から体をこう動かすと症状の進行を予防できますよ」など具体的に分かりやすく申し伝えることが大事です。

15　常に患者とその家族に安心をしてもらう

訪問看護師の心得の中でも最も大切な項目がこれ。患者や家族にとって「自宅で療養したい」気持ちと同時に「病院でなくて看護は大丈夫なのだろうか」という不安はつきものです。そんな不安を軽減してもらうためには、看護師がいつでもフォロー体制にあることを伝えなければいけません。看護師不在の際の看護の方法はもちろん、「急を要する場合はいつでも電話を、要望があれば駆けつける」ということを繰り返し伝えます。その安心感が良い在宅療養を生みます。

その他について

16　感染症は持ち込まない、持ち出さない

患者宅に感染症を持ち込まないのは訪問看護の基本。同様に患者宅から感染症を持ち出さないのも基本です。そのためには、まず玄関に入る前にコートを脱ぎ、玄関にコートを置いた後、手指と手首の消毒を。その後、患者の部屋に入る前に洗面所を借りて手洗いとうがいをします。手洗いは液体せっけんを持参しましょう。ここで注意したいのは、うがいを嫌がる患者宅があるということ。言葉で拒絶される場合以外でも、嫌がっているような雰囲気があれば考慮しましょう。手洗い・うがいを終えたら予防衣（エプロンのようなもの）を着て患者の部屋へ。看護を終えたあとは、予防衣を脱ぎ、再び洗面所を借りて手洗いとうがいをします。同居家族を含め、インフルエンザなどの感染症患者がいる場合は、次の患者宅に行く前に靴下を履き替えます。

17　スリッパは履かない

靴を揃えて患者宅に上がるなど、一般的なマナーは守ったうえでスリッパが用意されていても履かないのが基本です。スリッパは看護作業中に器具などに引っかかる危険性もあります。患者宅が汚れていて気になる場合は、靴下を重ね履きにしたり使い捨てマイスリッパを使用することもあります。

18　ステーション内での申し送りは丁寧に

基本的にひとりで動くことの多い訪問看護師ですが、各ステーションでの申し送りや異業種スタッフとともに会議をすることがあります。そうした際は自分だけが状況を分かっているのではなく、誰にでも状況が分かるように丁寧に分かりやすく申し送りをしましょう。

19　必要のないオンコールにも丁寧に対応

オンコール担当時には、いつ電話が鳴るか心配だと思いますが、緊急ではない電話が入ってくることもあります。そういうときにも面倒くさがらずに丁寧に対応します。看護師にとっては取るに足りない電話でも、患者やその家族にとってはどうしていいか分からずに焦って電話をしてくる場合もあります。いつでも「大丈夫ですよ」と伝える気持ちを忘れずに。それが患者やその家族にとっていちばんの薬になるのです。

また、緊急事態ではないと本人が自覚しているのに電話をかけてきてしまう場合もあります。心細さや甘えたい気持ちが働くことがあるのです。そうした場合も私は「大丈夫ですよ」「何か困ったことがあったら遠慮なく電話くださいね」と言うようにしています。ただし、そうした電話が同じ人から頻繁にかかってきて、精神的に参ってしまうようならステーションに相談しましょう。

20　依存はしない、させない

患者やその家族と信頼関係が育まれると同時に、どうしても芽生えてしまうのが依存。患者サイドが依存してしまう場合も、私たち看護師が依存してしまう場合もあります。そうした関係を生まないためにも、常に「仕事である」という自覚を持ちましょう。その一線をはみ出さないようにすれば、いい関係が続くと思います。

21　挨拶から始まり、挨拶に終わる

当たり前のことですが、挨拶は大事。「おはようございます！」「こんにちは！」「お加減いかがですか？」「今日はいいお天気ですよ」「ありがとうございました」「また明日！」など、こちらが笑顔を向けることが患者をリラックスさせます。

看護師が最初のころ、マンツーマン看護に緊張するのと同じく、患者もどんな看護師が担当してくれるのか、上手に関係性を作れるか心配なのです。その緊張をほぐせるのは挨拶。また、看護の初期段階ではなく時間がたったときも変わらず感じのいい挨拶をしていれば患者や家族の自宅看護のストレスが軽減される場合もあります。患者によって体調が異なりますから、いつも大きな元気な声でというアプローチではなく、穏やかに優しく感じのいい挨拶を忘れずにいましょう。

以上、私が考える訪問看護師の心得を並べてみました。当たり前すぎてあえて書く必要

がない項目もありましたが、その「あえて」を忘れずにいることが大事です。

また、心得としては挙げたものの、状況によっては融通を利かせてもいいという項目もあります。私自身もこの心得すべてを忠実に守っているかと聞かれれば自信を持ってうなずけるわけではありません。心得を守ろうとかたくなになって、本来あるべき「患者ファースト」「患者の家族ファースト」を忘れてしまっては意味がありません。そのあたりは経験を重ねることで見えてくることもあります。キャリアがない人が「心得」と「患者ファースト」で迷った場合は、ステーションに確認してもいいでしょう。

大切なのは「心ある看護をしたい」という気持ち。それさえあれば、いい訪問看護師の仲間入りです。

コラム MY STORY④

そして独立――経営の師匠は夫、子育ては実家の父に任せる

独立のきっかけは平成23年。故郷・東北の大震災です。

それまで、独立の話は何度かあったのですが、自分に自信がなかったこととやっぱり怖かった。経営者になる、という覚悟は勇気のいることです。でも、訪問看護の仕事をしていて「みんなの会社を作りたい」という気持ちが大きくなっていったのも事実。

看護の仕事の主役は現場の人たち。けれど、会社になるとそうした主役の存在を無視して、利益優先、効率優先、スタッフが歯車のひとつとして扱われているケースが多く、私は「そうじゃない！　働いている人たちが伸びやかに、楽しく、一人ひとりが経営をしているという気持ちになれるステーション（会社）を作りたい」という気持ちが日々強くなっていったんです。震災は、そういう気持ちの輪郭をはっきりとさせ、私の背中を押し

てくれました。人間、明日なにがあるか分からない。やれるときにやれることを勇気を持ってやらなければ意味がない。そんなふうに思ったんです。

看護師しかやってこなくて、しかも看護師の勉強も偶然に始まったような落ちこぼれ看護師で、そんな自分が経営者になるなんて、おこがましいとも思ったのですが、私の経営の師匠は夫でした。夫は建設業を営んでいるのですが、彼がスタッフに接する態度を身近で見ていたことは、非常に参考になりました。

彼はスタッフを本当に大切にしていたんです。スタッフはもちろん、その家族もとても大切にしていました。お金についても気前が良かった。私腹を肥やすようなことはなく、売り上げが上がればきちんとみんなに分配していて、口癖は「(お金を)回さないとお金は戻ってこない」。そのときは「そんなこと言って、私には回ってきやしない!」などと悪態をついていたのですが、私も起業をしてその言葉の意味が分かります。勇気を持って先行投資も必要。頑張った人には正当にお金の評価も必要。利益が上層部だけに届いているような印象をスタッフに与えてはダメ。私が基本給にプラス頑張った分だけ担当件数に合わせてインセンティブ制を実施しているのも、分かりやすい利益の分配だからです。

私は夫をお手本にしていますが、夫は私の仕事に対して、何ひとつ意見を言ったことはありません。「特殊な医療の世界は分からない」と言います。

最初は手探りでスタートした会社でしたが、起業1年半から2年目くらいにかけてやっと経営が順調に回り始めました。それまでは利益はあるのに、持ち出しが続く状態。看護の世界は、今やっている仕事の支払いが3カ月後になるので、仕事量が順調でも入金面で追いつくのに少し時間がかかるんです。仕事がなくて会社が倒産することはないと思いましたが、つなぎ資金が底を尽きそうで怖かったです。黒字倒産という言葉の意味がはっきりと分かりました。

そして、やっと今は順調。子供たちの世話や教育などは田舎の父を呼び寄せて担当してもらいました。母を早くに亡くしたので、父が代わりに孫の面倒を見てくれたことになります。子供たちは父になついて、いまでも「オレらを育ててくれたのはじいちゃん」と言いますが、その通り。ＰＴＡの役員も「私は24時間体制の重要な仕事をしていて、どうしても仕事の予定が立たない」と訳の分からないことを言って免れてきました。子育てについては、もっときちんとするべきだったと後悔しきりですが、働く私の背中を見て彼らが何かを感じ取ってくれていればいいな、と思っています。私に限らず働くお母さんはみんなそんな気持ちだと思います。

［第5章］

医療人としてのキャリアに新たな可能性を拓いた6人の訪問看護師

私のステーションに所属するスタッフの「仕事」について記します。それぞれの仕事に対する思いから「訪問看護」の実像が見えてくると思います。

CASE 1
入社2年目 若手訪問看護師――A・Kさん（20代）

常に患者さんと向き合えて信頼関係を築けること、それが訪問看護師としてのやりがいです

私は訪問看護ステーションに勤務し始めて約2年の20代の看護師です。

高校生の頃は教師になりたいと思っていました。看護師になることを決めたのは、進路を考え始めた時に看護師を目指す友人が周りに多かったことと、母が乳がんになったことがきっかけです。母のがんは早期発見で大事には至りませんでしたが、治療中に母と接す

る看護師さんの姿を見て「こんな風に患者さんを支えられる存在になりたい！」と決心しました。

看護学校を卒業してからは、総合病院の整形外科と脳神経外科の病棟で4年半、ICUでも1年半働いていました。整形外科と脳神経外科には急性期の患者さんが多く、救急車が来ては入院を受け入れ、手術後にはなんとか回復につなげて退院させ、ベッドが空いたらまた次の患者さん、とずっとバタバタ状態が続いていました。私が考えていた看護の仕事とはイメージが異なり、とにかく業務をこなすことに必死という毎日でした。

ICUでも心停止で運ばれてきて蘇生した方や、大きい手術を受けて急変のリスクがある状態の方がほとんどでした。じっくり患者さんと向き合う時間はなく、思い描いていた看護師像とは異なる働き方に私はかなりジレンマを感じていました。

それぞれやりがいのある業務ではありましたが、やはり患者さんと密にコミュニケーションを取りながら看護をしていきたいという気持ちは強く、勤務6年目になるタイミングで転職することにしました。

訪問看護師に転職しようと思ったのは訪問看護ステーションに勤務していた友人から

「患者さんと時間をかけて関係性を構築していくのはとても楽しくてやりがいがあるよ」と勧められたからです。私自身もともと訪問看護師の仕事に興味はありましたが、友人から仕事の話を聞くたびに自分もそうなりたいという気持ちがどんどん大きくなっていきました。

訪問看護ステーションで働き始めて最も強く感じるのは、患者さんとの信頼関係をしっかり築けるということです。病棟勤務をしていた頃は患者さんに顔を覚えてもらうこともなかなかありませんでしたが、訪問先では「来てくれてありがとう」「来るのをずっと待っていたよ」と言ってくれる患者さんがたくさんいます。その言葉を聞くたびに私自身がとても元気になります。

もちろん、在宅看護は病院で行う看護とは違うので、気を遣う部分があることも確かです。例えば、病院であれば患者さんの一日の状態や食事量などはすべてカルテに記入されているので引き継ぎの際にも状態を把握することができますが、在宅の場合は訪問時以外の様子は本人や家族から聞くか周囲の状況から推察するしかありません。週に一度しか訪問しない場合、残り6日間の様子は自力で把握しないといけないのです。

どのように患者さんの最近の様子を把握するのかは人によって方法が違いますが、私はごみ箱に捨てられている物をこっそり見て食べた物を判断したり、冷蔵庫や洗濯機をのぞいて普段の生活状況を確認したりしています。普段から薬が飲めているか、食事や洗濯はできているかなどについて生活環境を観察して判断し、冷蔵庫に賞味期限切れの食品が増えたことから認知症の進行に気づいたこともありました。

訪問看護師をしていて嬉しかったことはたくさんありますが、なかでもある患者さんが家族にも話していなかったご自身の症状を打ち明けてくれた時のことはとくに印象深く心に残っています。歩行が困難なため前向きにリハビリに取り組まれていたのですが、ある日、その患者さんが全身を少しずつ動かしていた時、不自由なはずの脚以外に首もほとんど動いていないことに気づきました。もしかして首も痛いのですかと私が尋ねると、実はずっと首が痛かったのだと打ち明けてくれました。脚が悪いことで家族に迷惑をかけているからずっと誰にも言い出せずに我慢していたとこっそり教えてくれたのです。

幸い患者さんのその首の痛みの原因は重大なものではありませんでしたが、私自身が患者さんのちょっとした変化に気づけたことが嬉しく、さらに患者さんが誰にも話せなかったことを私にだけ打ち明けてくれたことはもっと嬉しく、この仕事に就いてよかったと実感した出来事でした。


私たちの看護ステーションはどの患者さんでもお断りしないことをモットーとしています。そのため他のステーションでは受け付けてもらえないような病状が重い患者さんもいます。なかには体調がつらいぶん看護師への当たりが強くなってしまう患者さんもいるのですが、私としては少しでも安心してもらうために、訪問時はどんな時でも笑顔でいることを心がけています。特に今はコロナ禍のため常にマスクをしていて表情が伝わりにくいので、これまで以上に大きく笑うようにしています。

大変だと思うことが全くないといえば嘘になりますが、一緒に働いているスタッフが温かい人ばかりなので、毎日笑顔で患者さんたちのもとに向かうことができています。私はスタッフの中では年齢が若い方なので、皆は私のことを妹や娘のように思って接してくれています。ダメなことはダメと叱ってもくれ、困った時には助けてくれる第二の家族です。

プライベートな悩みを抱えて食事もほとんど摂れなくなってしまった時、森元陽子代表が毎日つきっきりで話を聞いて支えてくれたこともありました。

私と年齢が近い20代、30代の看護師の場合、訪問看護に興味はあっても、現場は年齢層が高いのではないか、まだ自分の経験値では訪問看護は難しいのではないかと悩んでいる人がいるかもしれません。以前は私にも、訪問看護師といえばベテラン看護師や子育て世代になったことを機に転職する看護師が多いイメージがありました。でも私の勤務する訪問看護ステーションには20代の看護師もたくさんいます。私の経験上、年齢が若いからこそ患者さんとの距離を縮めやすいということも多いです。病院勤務をしていた頃にはなかったやりがいを感じているので、私のように若い看護師がどんどん訪問看護にチャレンジするようになっていったらとても嬉しいです。

CASE 2

急性期病院の主任看護師から転向 ——R・Fさん（30代）

訪問看護では1人の患者さんに使える時間が多く、技術や知識をどんどん身につけられる環境です

私は看護学校を卒業後、大きな総合病院の血液内科に2年勤務しました。結婚を機に退職してからは地元の総合病院の形成外科と脳神経内科で8年間キャリアを積みました。いずれも急性期の患者さんを担当する科で、血液内科では抗がん剤や放射線治療を行うことが多く、難病や自己免疫疾患などの予断を許さない患者さんばかりでした。形成外科と脳神経内科でも交通事故や脳神経疾患、脳梗塞の方などの看護をしていました。

当時は、患者さんが治療や手術を経て深刻な症状からなんとか回復し、退院していくのを見送るのがやりがいでしたし、それが当たり前だと思っていました。

ところが、形成外科と脳神経外科で勤務をしていて気づいたことがありました。難病や高齢の患者さんであっても、急性期病棟に入院していられる期間はごく短く、基本的に2週間ほどです。もちろん入院時より容体は回復し退院できる病状ではありますが、自宅で満足のいく生活を送れるのかと考えると厳しい状態の患者さんばかりでした。あの状態で自宅に帰って大丈夫なのだろうか、どのように医療と接点を持ち、生活を維持していくのだろうかと考えた時に私は初めて訪問看護の仕事に興味を持ちました。

だからといって在宅の道に進もうとすぐに踏み切ることはできませんでした。入職当時から急性期の看護師としてキャリアを積んでいくと決めていたからです。ゆくゆくは資格もたくさん取って、急性期のプロとして病院に骨を埋める覚悟をしていたほどでした。

それでも訪問看護師への転職を検討し続けたのは、産後に夜勤を続けるのが難しくなっていたからでした。子育てをしながらこれまでの経験を活かして、さらに学びを得られる場所はどこかと考えた時、浮かんだのは訪問看護だけでした。

実際に訪問看護の現場で働いている先輩に相談をして、ようやく求人に応募をしたのですが、実のところまだこの時点でも私には迷いがありました。自分のスキルで患者さんの命を守れるのかが不安だったのです。

面接へと進んだ私は、病棟で経験を積んではいるものの、機材がない患者さんの自宅で自分にできることはあるのか、在宅看護で患者さんの症状をその場で瞬時に判断できなかったらどうすればいいのかなど不安に思っていることを正直に話しました。面接してくれた方から在宅医療の現場で行える治療と看護について丁寧に説明してもらいましたが、頭では理解できたものの心から理解したのはさらにずっとあとでした。

訪問看護師となった初日の研修で緊急コールが入り、先輩に同行して訪問先に行った時のことです。急に状態が悪化した患者さんに対して、先輩が行った処置は吸引器の使用などで、私が病棟で行っていた処置とほとんど同じでした。

また先輩が医師に連絡して処置の相談をしているのを見て、すべてを1人で抱え込むのではなく医師やスタッフと連携して看護していることを知り、訪問看護への不安がなくなったのでした。

訪問看護では患者さんの自宅にお伺いしている間はずっと、その方だけを診ることができます。以前の病棟勤務では常時1人で7人の患者さんを診ていました。そのため患者さんがしてほしいことが分かっていても最低限のことしかできずにもどかしい気持ちで過ごしたことも多くありました。

在宅であれば疾患に対する処置だけでなく、ちょっとした世間話や悩み事など患者さんが話したいと思っていることをとことん聞いてあげられます。一人ひとりと密接な時間を持ち、気持ちを共有することで、患者さんもリラックスされていると感じています。

また訪問看護師の魅力として、仕事に対する評価制度が確立している点も挙げられます。病院勤務の看護師の場合、年齢を重ねるにつれて給料が少しずつ上がっていく傾向がありますが、訪問看護の仕事では年齢にかかわらず、スキルや資格などを正当に評価してもらえ、きちんと給料に反映されるので堅実に経験とキャリアを重ねていきたいタイプの人に向いています。

やりがいがあることはもちろんですが、人生設計を着実に描いていけるところも訪問看護師の仕事をおすすめする理由の1つです。

CASE 3

管理者・ベテラン訪問看護師

患者さんの不安を取り除き、先回りができる看護を。必要なメンタルケアまでできるのが在宅の強み

M・Kさん（40代）

訪問看護師になる前は、多くの高齢者が入院している病院で看護師をしていました。内科病棟で5年間勤務した後、療養型の病棟が作られたタイミングで管理職に昇格し、主任として2年間勤務しました。

内科病棟の患者さんは寝たきりで胃ろう設置をしている方がほとんどでした。とにかく忙しい病棟で、日勤帯は1人で18人、夜勤帯は助手と2人で35人の患者さんを担当していました。

朝の4時から経管栄養を電子レンジで温めて用意をします。入院している35人のうち常時25人くらいが経管栄養だったため、セットを終えるだけでも1時間半かかっていました。

痰の吸引では、吸引をしながら病棟を一周回ってくるのに約2時間かかるのが普通でした。当時は休憩時間を取れた記憶がありません。

内科病棟での勤務が5年ほど経過したころ、新しい病棟ができるにあたって主任昇格を打診されました。思いがけず20代後半で管理職となりました。

主任になると看護師長とずらして休みを取るため、出勤時は私が病棟の責任者でした。通常業務のほかに教育委員会や栄養管理委員会といった会議も多く、常にポケットのPHSが鳴っている状態でゆっくり座る暇もないほどでした。

当時はいつも急いでいて、誰かに話しかけられてもすぐに「ちょっと待って」と言ってしまう自分が嫌でした。患者さんからのナースコールにもすぐに対応できず、長時間待たせてしまうのが本当に心苦しかったです。

出産をきっかけに退職し、産後は夜勤のない仕事をしようと自宅近くのクリニックでパートタイム勤務をすることにしましたが、子どもがよく発熱して欠勤が多くなったせいで今後も休みが続くなら辞めてほしいと言われてしまいました。

そこで本格的に復職するまでの1年間だけと決めて、両親に子どもを見てもらい、夜間救急のアルバイトを始めました。夜間救急では救急車が3台同時に来るようなことも日常茶飯事です。患者さんからの入電も多く、油が目に跳ねた、血圧の薬を飲みすぎた、めまいが酷くて動けないなど相談内容もさまざまでした。

7年間の病棟勤務とこの夜間救急勤務のお陰で、緊急時の優先度を判断するための知識や瞬発力が身についたと思います。どんな病気の人の家にも臆することなく向かえるのは、過去の経験があるからです。


社員として復職する際に重要視したのは、患者さんとしっかり関われることでした。「私の目指す看護ができるのは訪問看護だ」と確信し、訪問看護師になってから15年経ちますが、一人ひとりの患者さんにきちんと時間を費やし、不安を軽減できるように先回りの看護をすることができてとてもやりがいがあります。

個人的な話になりますが、私は障がいを持つ子どもを一人で育てています。入社した時には1歳だった子が今では高校1年生、16歳になりました。子どもの将来設計にはずっと悩んでいたのですが、森元陽子代表はずっと「高校を卒業したら、うちで働けばいいから！」と言ってくれています。初めてそう言ってもらえた時には、本当にありがたくて涙が出そうでした。

また２０２１年はコロナ禍で学校が休みになりましたが、スタッフが子どもを連れて出勤できるようにしてくれました。社内に子どもたちが自由に過ごせる部屋が用意され、学校の勉強をしたり小さい子はお昼寝をしたりして過ごしていました。手が空いたスタッフが交代でその部屋を見守り、まるで大家族のようでした。

スタッフ同士がお互いの家族も大切にしているのでとても働きやすい環境です。

これから訪問看護の世界に入る人は、環境が変わることに不安があるかもしれません。でも初めて訪問先に行く際は一人ではありません。独り立ちする際にも最初の顔合わせには私が同行してスムーズに患者さんとなじめるように環境の調整をしています。質問や不安なことがあったら、いつでも相談できる体制も整っています。

在宅に必要な看護技術はいつからでも学べるもので、患者さんに向き合う姿勢や気持ちがあれば年齢や経験は問題ではないです。むしろ病棟の経験が長いと患者さんに対し強気で指導的な態度になってしまうこともあります。経験が少なくても「患者さんの家に入れてもらっている」といった気持ちで柔軟に動ける人に向いている仕事です。

ただし訪問看護は病棟看護の現場と違って、患者さんを24時間診ることはできません。週に一度の訪問では患者さんと関わる部分に限界があります。こちらから医療を受けてもらうべきだと思っても、経済的な事情で週1回の依頼が限界なのであれば、その中でベストを尽くすしかありません。その1回の訪問で何をしてあげられるのかを常に考えながら、患者さんの在宅生活が長く穏やかなものになるように考えています。

CASE 4 サテライト管理者・看護師 ——— K・Iさん（40代）

お話ができるまでに数年かかる患者さんも。こちらの投げかけが今届かなくても大丈夫

私は現在、保土ヶ谷のサテライトで管理者をしています。もともとは社会福祉士として、障がい者施設のような場所で働いていました。その施設でさまざまな人との出会いがあり、看護師資格を取ろうと思い立ちました。

当時、病院勤務をしながら看護師になるための奨学金システムを利用していました。そのため周りの学生よりも早くから病院で実習経験を積んでいましたが、大きな病院での勤務をずっと続けていくことはイメージできていませんでした。

卒業後どうしようかと悩んでいた頃に、看護師の先輩が「退院した患者さんの様子を見に行くから一緒に行かない？」と誘ってくれました。患者さんのお宅を訪問してみて私は

驚きました。その患者さんが入院中に見せていた姿とはまるで別人のように生き生きとしていたからです。体調はまだつらいはずなのに笑顔がキラキラしていたのです。その表情を見た時、これがこの人の本当の姿なんだなと感じ、私は訪問看護に興味をもち始めました。

訪問看護の看護師になろうと心は決まったのですが、当時はまだ訪問看護ステーションでの新卒採用がありませんでした。ステーションの管理者から5年間は病棟の経験が必要と教えてもらい、まずは5年を目安に病棟勤務をすることにしました。

結果的に8年間ほど勤務した後、結婚を機に退職して訪問看護ステーションに移りました。その頃はまだ訪問看護ステーションの数が少なく、経験の少ない看護師が働く土壌が整っていなかったので病棟勤務の経験がとても役に立ちました。

現在では新卒で訪問看護の世界に入ってくる人が少しずつ増えてきているので、病棟経験がなくても働きやすい環境にシフトしてきていると感じます。

訪問看護ステーションに入社する前、社会福祉法人の看護ステーションで勤務をしたことがありましたが、そこは土日と祝日が休みで勤務も24時間体制ではなく、プライベートと勤務をしっかり分けられるぶん、事業として割り切った対応をする場所でした。

私たちの訪問看護ステーションは24時間対応で、地域のなかで最後の砦となっている場所です。18時以降に点滴が必要な患者さんや毎週土日に通わなければいけない患者さんなどは、私たちが受け入れなければ他の受け入れ先はおそらくありません。基本的にどんな症状の患者さんであっても対応することをモットーにしています。

入社したばかりの看護師から受ける相談として多いのは、やはり患者さんとの関わり方についてです。病棟での勤務と比べて患者さんやそのご家族と一緒に過ごす時間が長いので、「信頼関係を築いていくのが難しい」「どうやって信頼を得ていけばいいのか分からない」と悩む人が多いようです。

ところがこういった悩みは本人が考え過ぎているだけということも多く、患者さんやそのご家族は不満を抱えていないことがほとんどです。患者さんとの距離が近いぶん、相手の反応が薄い気がしてしまうことがあるかもしれませんが、それも患者さんの自宅で過ごしているからこそ、患者さんがリラックスしているからこそです。入院している時のように気を張って過ごしていない証拠です。

こちらから投げかけた言葉や態度がその瞬間に届かなくてもいいのです。もっと話せるようになりたい、信頼関係を築きたい、でも手応えがなかなか得られないという気持ちになることがあっても、そこは患者さんとご家族のペースに任せれば大丈夫です。

私の経験でも、スムーズにお話ができるまでに5年もかかった患者さんがいました。90代の男性でしたが体調を聞いてもボソボソ単語を話すだけで答えてくれず、笑いかけても話を振ってもまったく反応してくれませんでした。

私のことが嫌なのかもしれないと思ったりもしましたが、来るなとは言われず訪問日を覚えてくれていました。「何もしなくていい」と言うけれど、私がするべきことを始めてしまうとほとんど拒否することもありません。

3カ月くらいそんな状態で過ごしてようやく、シャイな方なんだなと思えるようになりました。そして通い続けた結果、1年後には少しずつ会話ができ、5年後にはスムーズに話ができるようになっていました。

訪問看護の仕事をしていて一番嬉しかったのは、娘が卒業式で発表した将来の夢が「訪問看護師になりたい」だったことです。幼い頃には緊急出勤する際、行かないでと泣かれてしまったり、ママはいつも家にいないとすねられたりして、ずっと寂しい思いをさせてきたので、まさかそんな言葉をかけてもらえるとは思っていませんでした。私のしてきたことを娘が認めてくれたのだと思うとどんどん涙が出てきて止まりませんでした。これからも娘が「訪問看護師になりたい」と言い続けてくれるように、そして自分自身のやりたい看護を続けられるように頑張っていきたいと考えています。

CASE 5

主任ケアマネージャー――K・Iさん（40代）

訪問看護は患者さんの生活歴を守り、何でもない日常が送れるようサポートする仕事

私の前職は福祉用具の専門相談員です。ケアマネージャーさんや医療関係者に対して介護に使用する器具のレンタル営業などをしていました。勤務していた期間は7年と長かったのですが、実は働き始めて1年が経った頃には、「いつか自分もケアマネージャーになりたい」と思うようになっていました。

当時やりとりをしていたケアマネージャーたちが、利用者さんからの厚い信頼を得ながら働いている姿に憧れを持ったのです。彼らは利用者さんの生活の質を向上させるだけではなく、自分がこの人たちの生活を守っているという誇りを持っていました。その姿が本

当に格好よく、またそれは当時の私の仕事では味わえないやりがいでもありました。

ケアマネージャーの仕事に惹かれたのにはもう一つ理由があります。幼い頃から仲の良かった友人が統合失調症を発症したことです。当時は精神分裂病といわれており、私を含めた世間では今のように病気に対する理解や認知が進んでいませんでした。

まだ治療方針も確立されていない状態だったので、診察時に薬を処方されて様子見が続き、やがて症状が悪化して措置入院となりました。

私も彼の両親と協力をしながら病院や家へ通っていたのですが何もできない自分を無力だと感じていました。そして自分がケアマネージャーになったら、もっと彼の生活を支えてあげられるかもしれないと思い始めたのです。


私たちは患者さんの習慣や好みを生活歴と呼んでいます。

病院に入院していれば生活歴にかかわらず、起床時間や就寝時間、食事に至るまでルールが決められています。

訪問看護の場合は自宅で過ごす患者さんの生活歴を大切にして、ケアマネージャーが看護・介護のケアプランを作成します。

以前、肺気腫で闘病されていた80代の男性が「どうしても煙草を吸いたい」と希望されたことがありました。長年ヘビースモーカーで煙草を吸う量が尋常ではなかったからこそ、肺気腫になってしまわれた方でした。

これが病院であれば、喫煙の許可は出なかったでしょう。しかし私たちは医師や看護師とチームを組みながら、在宅で患者さんの人生をサポートしています。

ご家族も「もう長い時間は残されていないからこそ吸わせてあげたい」と希望され、チームで話し合った結果、大好きな煙草を心ゆくまで吸ってもらうことになりました。

こんなことができるのは患者さん一人ひとりとじっくり時間をかけて向き合える訪問看護の現場だからこそです。

こうした話を聞くとターミナル期の患者さんに対して、責任ある判断を自分で下すことを怖いと思ってしまうかもしれません。しかし心配することはありません。少なくとも私の会社では問題を自分ひとりで抱える必要はなく、チームで助け合いながら解決に向けて動くことが当たり前になっています。

チームの一員である訪問看護師の方々はたくましく頼りになる存在です。実際にケアマネージャーとして働くようになって随分イメージが変わりました。あまり大きな声では言えませんが、福祉用具の専門員をしていた頃は看護師さんを怖い人だと認識していたのです。

私の専門員としての提案に対して意見が合わないと、自分のほうが医療従事者なのだから私が正しいと意見を押し通し、一歩も引かない強引な人が多いと感じていました。

それが同じフィールドで働くようになると、そうした押しの強さは医療従事者として患者さんたちの盾となり、責任を持って患者さんを守っていた結果だと分かったのです。患者さんの生き方を守ると心に決めて働いている人たちに囲まれていると、不思議と自分にもできる気持ちや勇気が湧いてきます。

周りの介護や医療関係者から話を聞いていると、在宅で介護や看護をしているケースでも、病状が悪くなってくると自宅でケアをしきれず施設や病院へ移動となることが多いようです。けれども私たちが関わっている患者さんたちは病状が悪化してもきちんとケアをするため、最期まで自宅で過ごす割合がとても多く、きっと満足のいく生活をされていると思います。

患者さんの生活歴や家族が大切にしている習慣をできる限り見守るのが私の会社の方針です。在宅で看取ることを選択した場合は、家族にも寄り添いながら最期まで患者さんをサポートしています。これこそがケアマネージャーの仕事の醍醐味であると私は思っています。

CASE 6

管理者・看護師・元介護士 ―――― K・Kさん（40代）

訪問看護は患者さんの人生に寄り添いながら看護師として本来の役目に集中できる仕事

私は訪問看護リハビリステーション相模原で管理者をしています。

訪問看護師になる前は高齢者用の保健施設で介護士をしていました。その後准看護師の資格を取り、脳神経外科の病棟で10年近く勤務していました。

介護士時代に仕事ぶりを近くで見ていたこともあり、訪問看護の仕事にはずっと興味を持っていました。しかしさまざまな疾患の患者さんがいる訪問看護の現場の仕事が、脳神経外科の看護経験しかない私に務まるのだろうかと思っていました。

ある時、訪問看護師の知人からアルバイトに誘われ、いい機会だと思い訪問看護の仕事を経験してみることにしました。

アルバイトでの訪問看護師の経験を重ねていくにつれ、それまではどのような症状の患者さんにも対応できるようにしっかりと経験を積んでから訪問看護師になりたいと考えていましたが、どんどん考え方が変化していきました。そして現在所属している訪問看護ステーションの前管理者から誘いを受けた時にはもう迷わずに入社を決めていました。


訪問看護の仕事について、患者さんの容態が急変してもすぐに医師に対応してもらえない、先輩看護師にフォローしてもらえない、すべての責任を自分が負わなければならないと考えている人も多いかもしれません。しかし、実際の訪問看護の現場でも症状に対する処置に関してはドクターコールで医師の指示を仰ぐことができます。そして管理者への電話相談も24時間可能です。

相模原の訪問看護リハビリステーションではチーム制を導入しています。主任がチームリーダーとなり、複数人で一人の患者さんを担当する仕組みです。チーム全員が患者さんの症状を把握しているので、訪問している看護師が患者さんについて何か相談したいことが発生した際にはチーム全員が電話で連携して対応しています。

管理者である私は入ったばかりの訪問看護師たちからたくさんの電話相談を受けていますが、みんな経験を積むうちに相談の頻度はどんどん減っていきます。

また、患者さんにとっても担当者を固定しないことで顔見知りのスタッフが増え、安心感を持つことができます。地域包括ケアシステムのようにチームで連携して患者さんを守る仕組みはこれからどんどん必要になってくると私は考えています。

看護師はどれほど長く病棟で勤務したとしてもすべての疾患に対応できるようにはなりません。看護の知識や経験は実地で身につけるしかなく、訪問看護の現場でも病棟勤務同様、その都度学んでいけばいいことです。

病気を診るのは医師の仕事です。看護師にとって最も重要なのは、病気ではなく人を看ることです。私たち訪問看護師は患者さんの人生をサポートしていくことを目指さなければなりません。

一人ひとりの患者さんとしっかりと向き合い、コミュニケーションを図ること、それこそが看護師の本来の役目だと私は思っています。

コラム　MY STORY⑤

みんなの会社。懇親会は自ら体を張って

私がいちばん嬉しいのは、スタッフが「仕事が楽しい」「会社にいると楽しい」と笑顔を見せてくれること。訪問看護の仕事はやりがいがあり、充実感もありますが、同じくらい厳しいこともあるなかで、「仕事が好き」「会社が好き」と言ってくれている様子をみると、私が目指してきたことが間違っていなかったと思えます。

スタッフを信じ自主性を重んじてステーションを運営していますが、年に1度、全ステーションのスタッフが集まって懇親会を開催しています。そのときにお芝居、映画など、毎年さまざまな出し物を企画してくれるんです。その年に流行ったことを上手に織り交ぜながら脚本が書かれるのですが、その出し物には必ず私も出演しています。出しゃばって手を挙げているわけではありません。そうではなくて、キャスティングされているから、

出るのです（笑）。出演する以上は100%以上の力を出し切りたい。ボディコンを着たこともありますし、踊ったこともあります。いつだって本気、みんなが愉しもうと企画したものに参加するときは、体を張ります（笑）。

経営者ができることは、スタッフが働きやすい環境を作ること。私自らも看護のために訪問をしていますが、各訪問先での仕事はスタッフひとりひとりを信じて、基本は任せています。もちろん、問題が起こった場合は私が責任を取るという覚悟のうえで、それぞれの個性を生かして、それぞれに充実した看護をしてほしいと考えています。ですから、訪問先での実践で私ができることはないに等しいんです。でも、職場環境を整えること、風通しのいい環境を作ることは社長である私にしかできません。スタッフ一人ひとりが充実感を持って伸びやかに仕事ができる環境を作ること。今の私のいちばんのテーマがそれです。

スタッフみんなの意見をきちんと聞いて、決まり事や規則もスタッフみんなで決める。自分たちで会社を作り上げているという自覚が持てる雰囲気を作り、持続したいと思います。夢は、患者さんそれぞれが「自分のやりたいこと」を実現できる在宅看護。そして、それを支える訪問看護師の育成です。まだまだ夢の途中。訪問看護師がイキイキと仕事ができるように、スピード感を持って環境作りを続けていきたいと考えています。その結果、患者さんが満足できる訪問看護につながる、そう信じています。

おわりに

80代のバイク好きの男性は、ツーリング中に事故を起こして、主治医から「寝たきりになる可能性が高い」と宣告され、鬱状態になっていました。訪問に伺うと、

「痛くて、痛くて、立ち上がれない。自分はこのまま死んでいくんだ」

と投げやりに言います。

私は「そう思うんですね」と相づちを打ちながら、「足を上げてみましょうか」と言ってみました。その日はそれで終わりにしたのですが、次に伺ったときに「足と手を動かしてみましょうか」、そして「ベッドサイドに立ってみましょうか」と促してみたんです。男性はゆっくりとですが、指示に従ってくれました。そのときに「あ、この人、体幹がいい」と思ったんです。「バランスがいいから、きっと立ち上がれる」と感じた私は、その方に

「〇〇さん、絶対に歩けるようになりますよ」

と言ってしまいました。

あとから、あの時なぜそんなことを言ってしまったのか、主治医の指示もなく看護師が勝手に、しかも可能性があるという段階でそんな発言をすることは絶対にタブーなのです。しかし、口をついて出た言葉をひっこめることはできません。その男性は翌日ベッドから立ち上がって少しずつ歩き始め、3カ月後には訪問看護から卒業なさいました。後に「あなたに会えて人生が変わった。もう歩けないのだと思っていたし、人生を諦めていたけれど、こんなに元気になりました」

とお手紙をくださったときは、とても嬉しかったことを覚えています。

こんな患者さんもいらっしゃいました。

脳梗塞の後遺症により右半身に麻痺が残る65歳の男性は、離婚をして独り暮らしをしていました。車椅子を使って生活をしていましたが「まだまだやり残したことがある」「車椅子はイヤだ」という想いをバネに私たちが感心するほど、熱心にリハビリに打ち込んでいらっしゃいました。ところが、脳梗塞から3年後、声帯近くにがんを発症したのです。

医師からは、

「手術をして声帯を摘出しなければいけない」

と告知されたと言います。すでに右半身が麻痺しているうえに声まで……。〝命〟か〝声〟かの残酷な選択は、見ている私たちのほうもまいってしまうほどの苦しい選択だったと思います。訪問するたびに

「なんで俺だけ！　半身麻痺があるのに声まで失くすなんて、生きていても仕方がない」

とおっしゃいます。日に日に愚痴が増える中で、ついに彼の口から「終活を考えたい」という言葉が出てしまいました。もちろん、死を望んでいるということではなく、むしろ「生きていたい」という心の叫びの現れです。

そうした本心をくみ取ったうえで主治医、看護師、理学療法士、ケアマネージャー、ヘルパーがチームを組んで彼の看護にあたりました。彼は体が思い通りにならないもどかしさや目の前に見えてきた死への絶望感だけでなく、「自分で蒔いた種」と悔いながらも、家族との別離や独り暮らしのむなしさなどを語り、当時の貯金2000万円を別離した子供たちに残そうとケアマネージャーと共に手紙をしたためましたが、家族との絶縁状態は

変わりませんでした。もとは板前として、その後には一般企業の営業職として真面目に働き貯めたお金は自分をサポートしてくれるケアスタッフと自分のために使うことを決意し、介護保険外となるヘルパーの利用を追加したのもこの頃です。

これまでの人生を振り返りながら、恐る恐る死に向き合っていくなか、私たち看護スタッフとの日々の触れあいがご自身の中にわずかな活力を生み出し、「自分が生きてきた証を残してから死にたい」という想いも芽生えていたようでした。

「終活」と聞くと、人生の最後の瞬間の〝死に方〟を選ぶイメージを持つ人がいると思いますが、実際の最期は、いつ死ぬのかが分からないまま死ぬことだけが決まってしまう状態。特に独居の高齢者の場合は、「死」までの時間を共有し、共に待つ人のいない環境です。孤独と向き合いながら最期を過ごす、それが「終活」の実態です。彼の終活を見つめながら、私は自宅が必ずしも安心できる場所とは限らないという事実を改めて重く受け止めました。

こうして終活に踏み出した彼は苛立つ気持ちを抑えきれずに声を荒げることもありましたが、それは「生きていたい」という想いの現れ。免疫療法に希望をつないで、通院する彼を私たちも一丸となって応援しました。その頃、彼はエンディングノートにこう綴っています。

1　延命治療は望まない
2　声帯は切除する
3　死は兄弟のみに知らせ、別離した家族には伝えない
4　全財産をサポートしてくれるケアに使いたい

こうして彼は手術で声帯を切除し、本格的に在宅ケアが始まりました。退院前のカンファレンスで決まった在宅でのターミナルケアは、

1　彼の希望に寄り添う
2　緊急時の対応方法を携わるスタッフすべてが把握、共有する
3　最期を看取る

というものでした。自宅に戻った彼は排泄にも介助がいり、痰の吸引も必要なほど衰弱した状態。訪問のたびに衰弱し、死が目前に迫ったときには、どんな手段を尽くしても緩和できない痛みに苦しんでいました。激しい苦痛の中、意識は混濁し「ひとりで逝きたく

ない。そばにいて欲しい」と言う彼に私たちは付き添い、最期は本当に穏やかな表情で息を引き取りました。

在宅でのサポートにも限界はあります。しかし、患者が残された時間をどう過ごしたいか、この方の場合なら「もう一度、自分の力で暮らしたい」という気持ちに正面から向き合った経験は、私たちを成長させてくれました。患者にとっての社会との関わりとは何か、それを理解し、その想いに寄り添うことが、患者の安心感につながるということを改めて勉強した事例です。

本書の最後にこれらのエピソードを記すのは、自戒の念もこもっています。あえて言うまでもなく、私は訪問看護師としても経営者としても型破りなのだと思います。教科書通りに物事を進めることが苦手です。

誤解して欲しくないのですが、私は自分の行動を肯定しているわけではありません。ご紹介したエピソードも、一歩間違えば余計に男性を傷つける結果になっていました。しかし、こんな型破りな私でも、多くの患者の訪問看護を経験し、いまは会社を経営しています。訪問看護は、確かな専門的知識や技術とともに「看護の心」を届けるサービスです。前述した80代男性の例も、「正しくリハビリをすればきっと良くなる」「また歩けるようになって欲しい」という私の心が届いた結果なのではないか、とも思っています。

今後ますます必要とされることが分かっていながら、いまだ圧倒的に人数が少ない訪問看護師。これから看護師を目指す人も、すでに看護師として活躍している人も、現在看護師を休んでいる人も、改めて訪問看護師の仕事について知っていただきたいと、本書を書き始めました。第五章に登場してくれたスタッフたちも口を揃えて言っていますが、マンツーマンで患者の看護ができる訪問看護師は、「看護の神髄」を体験できる仕事です。

患者さんが、最も素の状態に戻れるご自宅にお邪魔して、生活シーンに入って看護をするのですから、私たちが体験する看護のストーリーは、患者の数だけ増えていきます。どの看護師に聞いても、興味深い仕事の話が聞けるのはそのためです。

私は「看護をしたい」という素直な気持ちを持ってこの世界に入ってくる（あるいは、すでに入っている）人なら、誰でも一度は訪問看護師を体験するべきだと考えています。ここで経験することは、病院看護師として経験する何倍もの〝引き出し〟と〝経験〟を育んでくれるはずです。

　まだまだ途上期にある訪問看護の世界ですが、だからこそ、私たち経営者は看護師をはじめとしたスタッフが働きやすいフィールドを作ることに注視し、みんなが笑顔で自分が目指す看護を提供できる環境を作らなければいけません。良質なステーションがたくさんできて、仕事を愛する訪問看護師ひとりひとりが伸びやかに看護を続けることで、地域医療は充実します。私たち訪問看護師の仕事は社会貢献。目先のことだけに捉われるのではなく、自分たちの仕事が「今日も誰かのためになっている」「地域のためになっている」と自覚して仕事を積み重ねたい、積み重ねようとスタッフにも伝えています。

　こんなに面白い仕事は、なかなかありません。心からそう思います。

２０２２年６月吉日

森元　陽子

森元　陽子（もりもと　ようこ）

岩手県出身。1984年に岩手女子高等学校卒業後、岩手女子高等学校衛生看護専攻科に進学。その後1986年に初めて看護師として仕事に就く。2年間の看護師としての勤務を経て、結婚・出産を機に一度は看護の仕事から離れる。その後、パートタイムの看護師として現場に復帰するも、当時の事務所ではまだ24時間対応は行っておらず、患者の要望に応えきれないことに悩む。2011年3月11日の東日本大震災をきっかけに「自分にできることは何か」を考え、独立して訪問看護ステーションを開設する。

訪問看護ステーションの経営、看護学校の非常勤講師、全国からの訪問看護の実習の受け入れ、訪問看護の独立支援など、看護事業から経営に関する分野まで多岐にわたって活躍。現在は職員のための住宅型有料ホームの開設を準備中。訪問看護認定看護師、主任ケアマネージャー。

本書についての
ご意見・ご感想はコチラ

改訂版　訪問看護師という生き方

二〇二二年六月二二日　第一刷発行

著　者　森元陽子
発行人　久保田貴幸
発行元　株式会社 幻冬舎メディアコンサルティング
〒一五一-〇〇五一　東京都渋谷区千駄ヶ谷四-九-七
電話　〇三-五四一一-六四四〇（編集）
発売元　株式会社 幻冬舎
〒一五一-〇〇五一　東京都渋谷区千駄ヶ谷四-九-七
電話　〇三-五四一一-六二二二（営業）
印刷・製本　中央精版印刷株式会社
装　丁　株式会社幻冬舎デザインプロ

Printed in Japan　ISBN 978-4-344-93864-9　C0047
幻冬舎メディアコンサルティングHP　http://www.gentosha-mc.com/

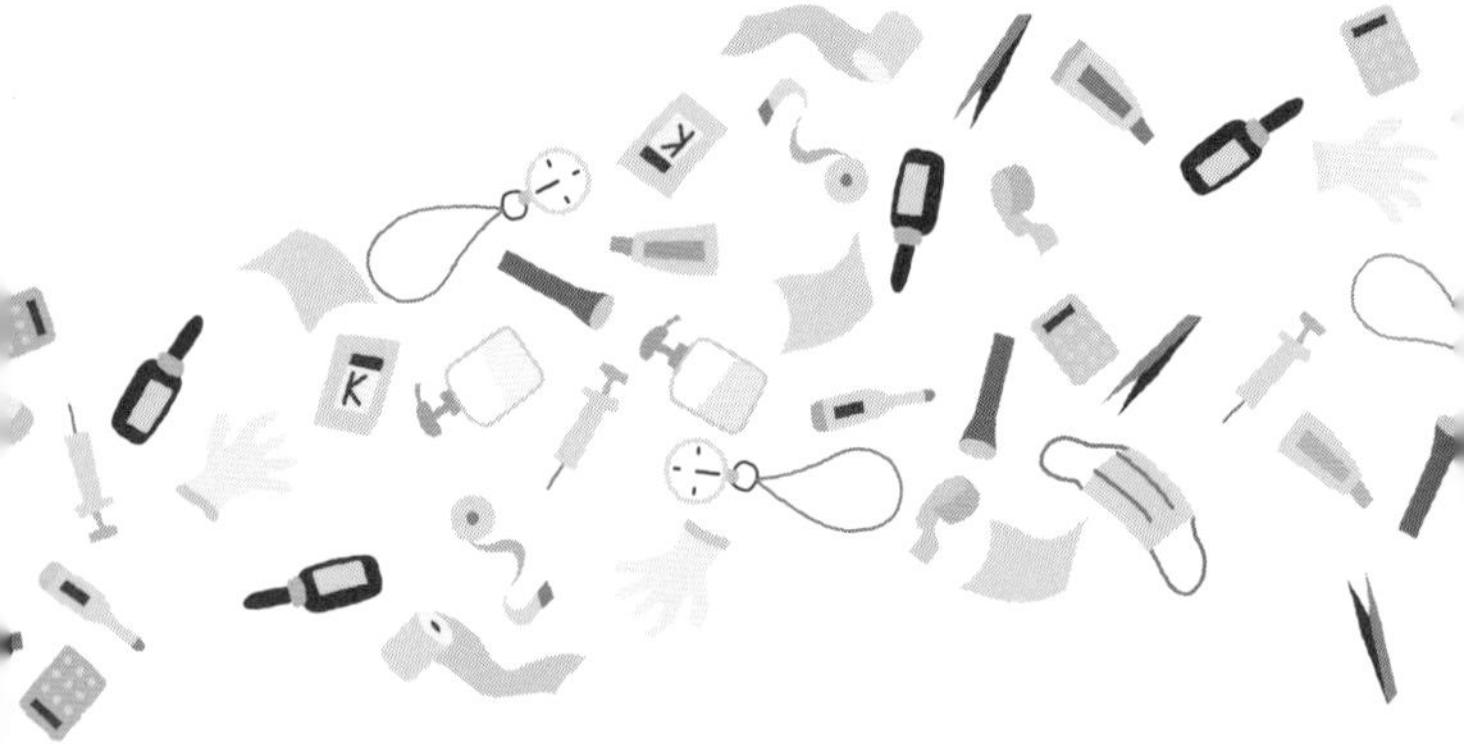